*Die Geheimnisse für fantastischen Sex
sind zu wichtig, um sie geheim zu halten.*

Inhalt

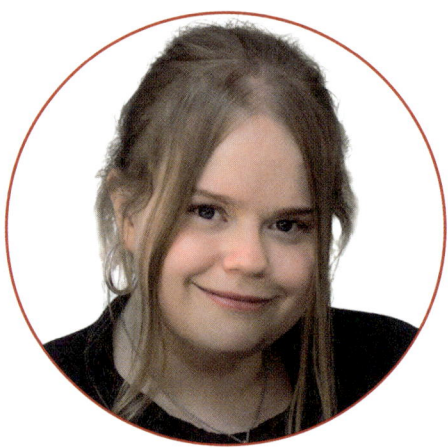

Lillian Rydning ist Psychologin und Gründerin von avansertseksualitet.no, einer Teilorganisation des Zentrums für Selbstentwicklung und Therapie in Norwegen. Sie hält Kurse für Frauen und Männer, die mehr über Sexualität lernen wollen und arbeitet seit vielen Jahren mit sexualwissenschaftlichen Themen und Therapien.

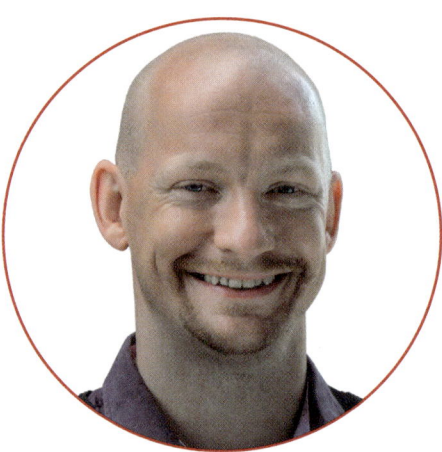

Dag Eian hatte so ziemlich mit allem zu kämpfen, womit ein Mann sexuell gesehen kämpfen kann. Mit Lillians Hilfe kam er von Erektionsstörungen und niedrigem Selbstvertrauen im Bett los und ist nun auf einem Niveau, von dem die meisten Menschen nicht einmal wissen, dass es existiert. Er führt nun ein Sexleben mit Genuss, von dem er nicht einmal geträumt hatte und hält Kurse in fortgeschrittener Sexualität mit seiner ehemaligen Beraterin und Trainerin Lillian.

Vorwort

**Sowohl Frauen als auch Männer haben weit mehr
Möglichkeiten zum Genuss, als die meisten von uns glauben.**

Dieses Buch wurde durch die Zusammenlegung vieler Erfahrungen von zwei sehr unterschiedlichen Menschen gemacht: Lillian, Psychologin und Entwicklerin der Plattform „fortgeschrittene Sexualität", und Dag, ein ehemaliger Teilnehmer ihrer Kurse, der sexuelle Probleme und ein nicht vorhandenes Sexualleben bearbeitete und inzwischen erstaunlich guten Sex hat.

Was auch immer der Ausgangspunkt ist, jeder wird mit diesem Buch dazulernen. Fühlen Sie sich unsicher und denken, Sex wird doch ein bisschen überbewertet? Hier bieten wir praktische Ratschläge und Übungen, die Ihnen schnell helfen, loszulegen. Haben Sie bereits guten Sex, aber vermuten, dass es noch mehr zu entdecken gibt? Hier finden Sie Tipps und Tricks, die sicher Ihren Horizont erweitern und Ihnen neue und aufregende Erfahrungen ermöglichen.

Ein paar der behandelten Themen:
- So können Sie Ihre „versteckten" erogenen Zonen aktivieren.
- So kann ein Mann einen intensiveren Orgasmus bekommen, ohne auch nur den Penis zu berühren.
- So werden die drei erogenen Zonen in der Vagina am besten stimuliert.
- So können Männer multiorgasmisch werden und eine Reihe von Orgasmen nacheinander bekommen, ohne Ihre Erektion zu verlieren.
- So können sowohl Frauen als auch Männer Ganzkörperorgasmen erleben.

Der Weg von gutem zu großartigem Sex muss nicht weit sein. Schon mit einfachen, konkreten Techniken und Strategien im Gepäck kann man viel erreichen. Ja, auch für diejenigen, die sich für sexuell unzulänglich halten, ist ein wunderbares Sexualleben in Reichweite. Der Co-Autor Dag Eian hat es am eigenen Körper erlebt.

" Wegen jahrelangem Mobbing war meine Jugend eine schwierige Zeit. Mein Selbstbild war das, was man mir erzählt hatte: Ich bin nicht mehr wert als die zehn Kronen (ca. 1 Euro) für die Kugel, die mein Leben beenden würde.

Die Entfernung zwischen dem Punkt, an dem ich war und einem Punkt, an dem Mädchen mich mochten, schien unüberwindbar. Als ich das Mobbing in meinen Zwanzigern endlich verarbeitet hatte, begann sich diese Entfernung zu verkleinern. Ich konnte mich unterhalten, flirten und schließlich sogar Beziehungen führen. Das hob mein Selbstwertgefühl ganz schön, aber es war immer noch extrem wichtig für mich, zu jeder Zeit gut im Bett zu sein und zu „performen".

Ich hatte null Ahnung von dem, was Frauen anmachte, von erogenen Zonen, die Lust bereiteten oder wie ich sie zum Orgasmus bringen konnte. Mein Fokus lag auf dem, von dem ich glaubte, es mache einen Mann aus: Lange zu können. Diese Herausforderung „meisterte" ich, indem ich währenddessen an Ekliges dachte. Ich führte ein Sexleben, das mehr von Angst und Frustration, als Freude und Genuss geprägt war. Das alles erreichte seinen Höhepunkt, als meine Erektion wegen Stress nachließ. Schlussendlich wurden meine Assoziationen zu Sex so negativ, dass die Lust nahezu ganz verschwand.

Ich musste eine Entscheidung treffen. Ich konnte weiterhin die Realität leugnen oder ich konnte etwas tun, was tief im Inneren vieler Männer sitzt: Zugeben, dass ich mies im Bett war und dass ich Erektionsprobleme hatte. Ich wählte Letzteres. Fähigkeiten, die fehlen, können ja normalerweise trainiert werden. Also beschloss ich, alles darauf zu setzen, die Situation zu verbessern. Ich zeigte den Mobbern den Mittelfinger und meldete mich zu einem Kurs in fortgeschrittener Sexualität bei Lilian an.

Das Blatt begann sich zu wenden. Ich habe gelernt und verstanden, wie Frauen sexuell funktionieren, und wie ich ihnen Freude machen kann. Gleichzeitig erhielt ich mehr Wissen, wie ich selbst funktioniere und konnte mich nach und nach zu multiplen Orgasmen trainieren. Statt Angst, zu früh zu kommen, kann ich jetzt meinen ersten Höhepunkzt nach nur wenigen Sekunden haben und dann weiter stärkere und stärkere Orgasmen während des gesamten Geschlechtsverkehrs. Ich hatte gelernt, selbst zu bestimmen, wann ich den Samenerguss haben will. Ich lernte zu genießen und Sex zu lieben. 66

Dag Eian

Spannendes Wissen über Sex bringt lebenslange Lust

Ein gut funktionierendes Sexualleben trägt viel zur Lebensqualität, dem Selbstwertgefühl und Beziehungen bei. Treten erstmals Probleme im Bett auf, merken viele, dass dies lange Schatten wirft. Wenn Sie mit Erektionsstörungen kämpfen, wenig Lust haben oder Ihren Sex langweilig finden, sollten Sie wissen, dass Sie nicht allein sind. Mit dem richtigen Wissen braucht es nicht viel, solche Probleme zu beheben und in Zukunft zu vermeiden.

99 Sexuelle Probleme sind eine der Hauptursachen für Scheidungen, und diejenigen, die mutig genug sind, um Hilfe zu bitten, erwarten oft lange Wartelisten. Dabei braucht es oft gar nicht viel, damit man es als Paar wieder schön miteinander hat, wenn man die richtige Hilfe erhält. Als Psychologin vermisste ich einfach ein ernsthaftes Angebot von Profis, bei dem man auf einfache und unterhaltsame Weise über Sexualität lernen kann und das in einer sicheren Umgebung. Dieser Mangel hat mich motiviert, die ersten Kurse in weiblicher und männlicher Sexualität zusammenzustellen.

Unter den Paaren, die uns vorab geschrieben haben und fragten, ob wir uns mit ihren sexuellen Schwierigkeiten beschäftigen würden, beobachten wir oft schnell eine deutliche Entwicklung. Sie äußert sich in der Körpersprache: Von distanzierten Sitzpositionen zu Beginn des Kurses hin zum Händchenhalten und dem Austauschen von liebevollen Blicken während der Vorträge am zweiten Tag. Genau das ist das Ziel - Paare mit sexuellen Problemen dazu zu bringen, im selben Team zu spielen, anstatt sich gegenseitig für Probleme verantwortlich zu machen. Ähnliches hat Sie wohl auch dazu gebracht, nun dieses Buch in den Händen zu halten.

Nach mehreren Jahren als Dozenten in Kursen in fortgeschrittener Sexualität gibt es eine besondere Herausforderung, der wir oft begegnen: Viele Leute denken zu früh, dass sie „alles" über Sex wissen oder dass sie nichts mehr zu lernen brauchen. Doch so verpassen sie viele spannende Möglichkeiten und Quellen für großartigen Sex. Es gibt immer noch etwas zu lernen, und wenn Sie die interessantesten Techniken beherrschen, wird Sex bestimmt nie langweilig. 66

Lillian Rydning

Aufbau des Buches

In diesem Buch erwartet Sie eine Auswahl von einfachen bis hin zu fortgeschrittensten Techniken, um die die Art und Weise, wie Sie Sex haben, zu verbessern. Im ersten Kapitel legen wir den Grundstein und suchen nach dem, was man braucht, um mehr Lust zu erleben und nicht nur ein gutes Sex(ual)leben zu haben, sondern auch zu halten. Im Kapitel „Effektive Techniken" werfen wir einen Blick auf die sexuellen Techniken, die guten Sex sogar noch besser machen können.

Die mentalen Kniffe, die Sie vornehmen können, um Sex und Lust auf ein neues Niveau zu heben, finden Sie bei den „Spannenden Variationen". Hier erfahren Sie, wie Sie fortgeschrittene körperliche und emotionale Techniken kombinieren können, um auf neuen und aufregenden Wegen zu neuer Lust zu gelangen.

Sobald Sie die ersten drei Kapitel gemeistert haben, sind Sie bereit, einen Schritt weiter zu den „multiplen und Ganzkörper-Orgasmen" zu machen. Hier stellen wir aufregende Techniken für beide Geschlechter vor.

Die letzten beiden Kapitel des Buches geben Ihnen einige gute Ratschläge für eine gute Beziehung im Allgemeinen. In „stärkere Partnerschaft" lernen Sie, mit Ihrem Partner zu kommunizieren, Raum für Sex im Alltag zu schaffen und sicherzustellen, dass der Sex nie langweilig wird.

„Problemlösungen" berät Sie für Situationen, in denen ein Problem auftritt. Hier finden Sie konkrete Tipps und Übungen die helfen, wenn Sie typische sexuelle Probleme haben, wie Komplexe des eigenen Körpers, Verlust der Libido, Erektionsstörungen und vorzeitige oder verspätete Ejakulation.

Unsere Hoffnung ist, dass dieses Buch Ihnen ein besseres Sexualleben bringt. Die sexuellen Fähigkeiten, die wir Ihnen vermitteln wollen, zählen in keinster Weise zum Allgmeinwissen!

~01
Mehr Lust und Genuss

Was macht uns Lust auf Sex? Was müssen Sie wissen, um das ganze Leben lang ein gutes Sexualleben zu genießen und wie können Sie den Genuss für sich und Ihren Partner steigern? Hier legen Sie die Grundlagen dafür, richtig gut im Bett zu sein.

▼

6 Mythen über Sex

Realistische Erwartungen von sich selbst und dem Partner bilden die Grundlage für guten Sex. Lassen Sie uns deshalb mit den häufigsten Sexmythen beginnen.

1. Schlechter Sex ist abnormal

Im Durchschnitt sind 15 Prozent aller sexuellen Aktivitäten erfolglos oder deutlich schlechter als gewohnt. Es ist normal, dass die Dinge manchmal nicht nach Plan laufen: der Penis hängt durch, die Vagina wird zu trocken, Orgasmen bleiben aus, man ejakuliert an der falschen Stelle oder trifft das falsche Loch. Mit anderen Worten: Shit happens - das ist völlig normal.

Mittelmäßigen Sex und „schlechte Leistungen" als normalen Teil des eigenen Sexlebens zu akzeptieren wird besonders wichtig, wenn man älter wird. Die meisten älteren Paare sind immer noch sehr zufrieden mit ihrem Sex, aber es ist normal, größere Veränderungen zu erleben: Manchmal funktioniert sexuell alles blendend, während man sich bei anderen Malen fühlt, als bewege man sich auf der Skala ganz unten. Das bedeutet nicht, dass mit Ihnen etwas nicht stimmt: Im Gegenteil - solche Erlebnisse sind es, die Sie menschlich machen.

2. Der Penis ist immer gleich hart

Erektionen sind grundsätzlich vergänglich und es ist nicht beabsichtigt, dass der Penis ständig knüppelhart ist, da die Erektion von der Blutversorgung abhängig ist. Wenn Ihr Penis zwischendurch an Härte verliert, bedeutet das nicht, dass Sie im Begriff sind, Ihre Erektion zu verlieren oder Sie Erektionsstörungen haben. Es könnte auch einfach ein Zeichen dafür sein, dass Ihr Penis leicht in der Härte variiert, um fit und gesund zu bleiben, wie Penisse es eben machen.

3. Sie müssen immer funktionieren

Wenn Sie Sex als Wettbewerb oder Maßstab für Ihre „Leistungen" ansehen, können Sie leicht in Schwierigkeiten geraten. Zu hohe Erwartungen an die eigene Leistung lenkt den Fokus vom Genuss ab, erhöht das Risiko, dass der Penis schlapp macht und bewirkt, dass Sie weniger Freude am Sex erleben.

Männer mit perfektionistischen Erwartungen an ihre eigene sexuelle Leistung hören für gewöhnlich auf, sexuell aktiv zu sein, wenn sie zwischen 50 und 60 Jahre alt sind. Denn dann bekommt man eine Erektion oft weniger zuverlässig als zuvor. Diese Männer nehmen es oft besonders schwer, wenn der Penis manchmal nicht kooperiert.

Paare, die lebenslang ein gutes Sexualleben haben, zeichnen sich dadurch aus, dass sie Sex nicht ausschließlich als reinen Geschlechtsverkehr ansehen und damit zufrieden sind, wenn sie manchmal „nur" bis zum Vorspiel kommen.

4. Der Orgasmus des Partners liegt in Ihrer Verantwortung

Ein Orgasmus ist abhängig von so viel mehr, als dem, was Sie machen. Sie steuern nicht, was in den Gedanken Ihres Partners vorgeht, welche Gefühle sich zwischendurch melden oder welche physischen Prozesse in seinem Körper vorgehen.

An manchen Tagen bleibt der Orgasmus aus, egal wie gut Sie im Bett sind und was Sie tun. Unterstützen Sie Ihren Partner gern mit dem, was ihm gefällt, in dem Ausmaß, dass sich der Orgasmus aufbauen kann. Mehr als das kann eigentlich niemand erwarten.

5. Lust und Erregung ist das Gleiche

Erregung erfolgt, wenn der Körper physisch reagiert und sich auf Sex vorbereitet: Der Penis wird hart und die Vagina wird feucht. Viele Leute verwechseln dies mit Begehren oder Lust und denken, dass Ihr Partner bereit ist oder Sex will, nur weil der Körper offensichtlich reagiert. Verlangen und Lust handeln jedoch mehr vom Begehren, also dem Gefühl Sex zu wollen, als von den tatsächlichen körperlichen Reaktionen.

In der Regel gehen Erregung und Lust mehr oder weniger Hand in Hand, aber nicht immer. Sie können Lust haben, ohne dass der Körper reagiert oder mitmacht. Viele Männer haben diese Erfahrung gemacht, wenn sie Leistungsangst haben: Der Wunsch nach Sex und Ihr Partner sind da, aber der Penis weigert sich zu kooperieren. Einige Frauen erleben das gleiche, wenn sie damit kämpfen, beim Sex feucht zu werden, während sie große Lust auf ihren Partner haben.

Sie können aber auch feststellen, dass Ihr Körper reagiert und bereit für Sex ist, während die Lust durch ihre Abwesenheit glänzt. Berühren und Stimulation können die physikalischen Vorgänge im Körper auslösen, ohne dass Lust und Zustimmung notwendigerweise folgen. Dies erklärt, warum sowohl Männer als auch Frauen bei sexuellen Übergriffen einen Orgasmus erleben können und dass ihr Körper auf die Stimulation reagiert. Das bedeutet nicht, dass sie in irgendeiner Weise zustimmen, Lust haben oder das, was passiert, genießen.

Für wirklich guten Sex müssen sowohl die körperliche Erregung als auch die Lust vorhanden sein. Sorgen Sie deshalb immer für genug Vorspiel, sodass Sie und Ihr Partner vor dem Geschlechtsverkehr beides spüren.

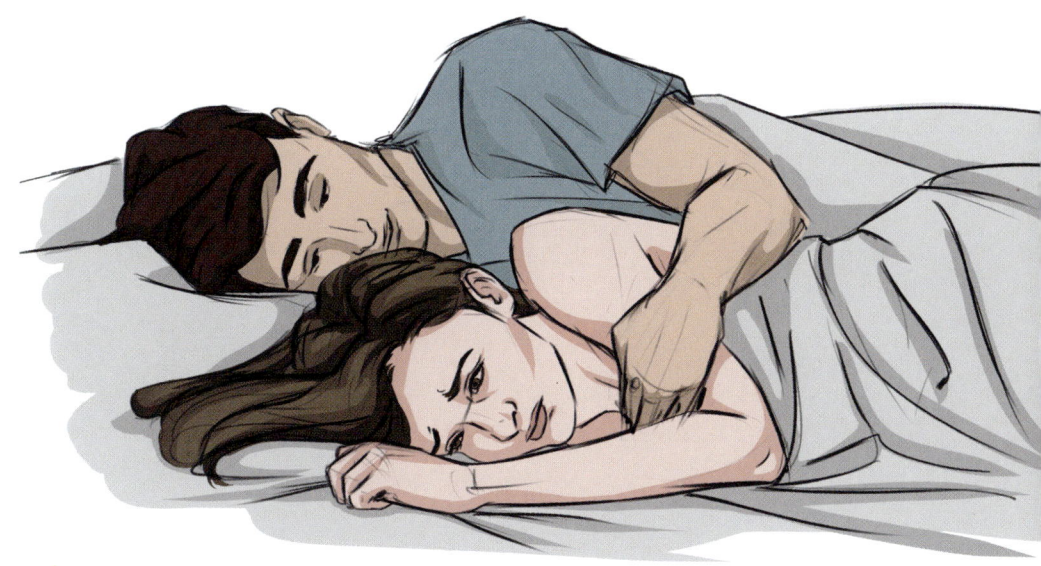

6. Männer wollen immer Sex

Männer werden oft als „dauergeil" bezeichnet. Viele Männer kennen daher die Erwartung, dass sie, nur weil sie Männer sind, immer bereit sind und immer Lust auf Sex haben. Ihr sexuelles Verlangen, egal ob Sie männlich oder weiblich sind, wird unter anderem von der Tagesform, Hemmungen, Scham, Stress, Gesundheit und dem Alltag allgemein beeinflusst. Daher muss der Mann nicht unbedingt mehr Lust auf Sex haben als die Frau.

Gerade wegen des Mythos, dass Männer immer geil sind, nehmen Frauen die fehlende Lust eines Mannes oft sehr persönlich. Eine Ablehnung eines Mannes bedeutet nicht, dass sie nicht hübsch genug, ihr Körper nicht gut genug ist oder seine Fantasien sich eher auf die Nachbarin beziehen. Es bedeutet eigentlich nur, dass er ein Mensch und keine Sexmaschine ist.

Für Sie als Mann ist es wichtig zu spüren, ob Sie tatsächlich wollen und Sie nicht nur Sex haben, weil sich die Gelegenheit bietet. Wenn die Lust nicht aufkommt, selbst durch Stimulation, kann man nicht erwarten, dass Ihr Penis mit Ihnen zusammenarbeitet. Dann tauchen leicht Gedanken über Erektionsstörungen auf, ohne dass tatsächlich etwas schiefläuft, sondern weil Sie hier und da einfach nicht in Stimmung waren.

Lust und Erregung

Wussten Sie, dass es einen wichtigen Unterschied zwischen Männern und Frauen bei der Lust auf Sex gibt? Dieses Wissen kann es erleichtern, den Partner oder sich selbst für Sex „in Stimmung" zu bekommen.

Visuelle Männer

Weit mehr Männer als Frauen finden, dass Bilder am besten wirken, wenn sie erregt werden wollen. Das erklärt, warum es schwierig ist Männer zu finden, die keine Pornos konsumieren, wenn Wissenschaftler den Effekt von pornografischem Material auf die männliche Sexualität studieren wollen.

Frauen bevorzugen Berührung, Worte und Nähe

Für die meisten Männer gehen Lust und Erregung Hand in Hand: Wenn der Körper reagiert, führt das in der Regel schnell zu Lust bei ihm. Bei Frauen ist das nicht unbedingt so. Obwohl Frauen oft durch offensichtliche körperliche Anzeichen zeigen, dass sie erregt sind (beispielsweise durch Feuchtwerden), sind sich viele Frauen nicht bewusst, dass diese Veränderungen stattgefunden haben. Feucht und geil ist nicht unbedingt das gleiche für viele Frauen.

Die meisten Frauen brauchen in erster Linie eine emotionale Erfahrung oder die Verbindung zum Partner, damit unten etwas passiert. Wenn die emotionale Distanz zu Ihrem Partner zu groß ist, kann es schwieriger für sie sein, Lust auf Sex zu bekommen. Frauen werden im Allgemeinen auch einfacher über Berührung oder Worte erregt als die meisten Männer.

Fetische sind häufiger bei Männern als bei Frauen

Ein wichtiger Unterschied zwischen Männern und Frauen im Bett ist, dass Fetische weit häufiger bei Männern als bei Frauen auftauchen. Ein Fetisch ist eine Art sexuelles Sonderinteresse. Das kann bedeuten, dass man von einem Objekt, einem Körperteil, Gegenständen oder bestimmten Aktionen besonders erregt wird. Die Stärke des Fetischs kann variieren. Für einige ist es die zusätzliche Würze, die manchmal in Verbindung mit anderen sexuellen Handlungen angewandt werden kann, während für andere nur der Fetisch selbst Erregung schenken kann.

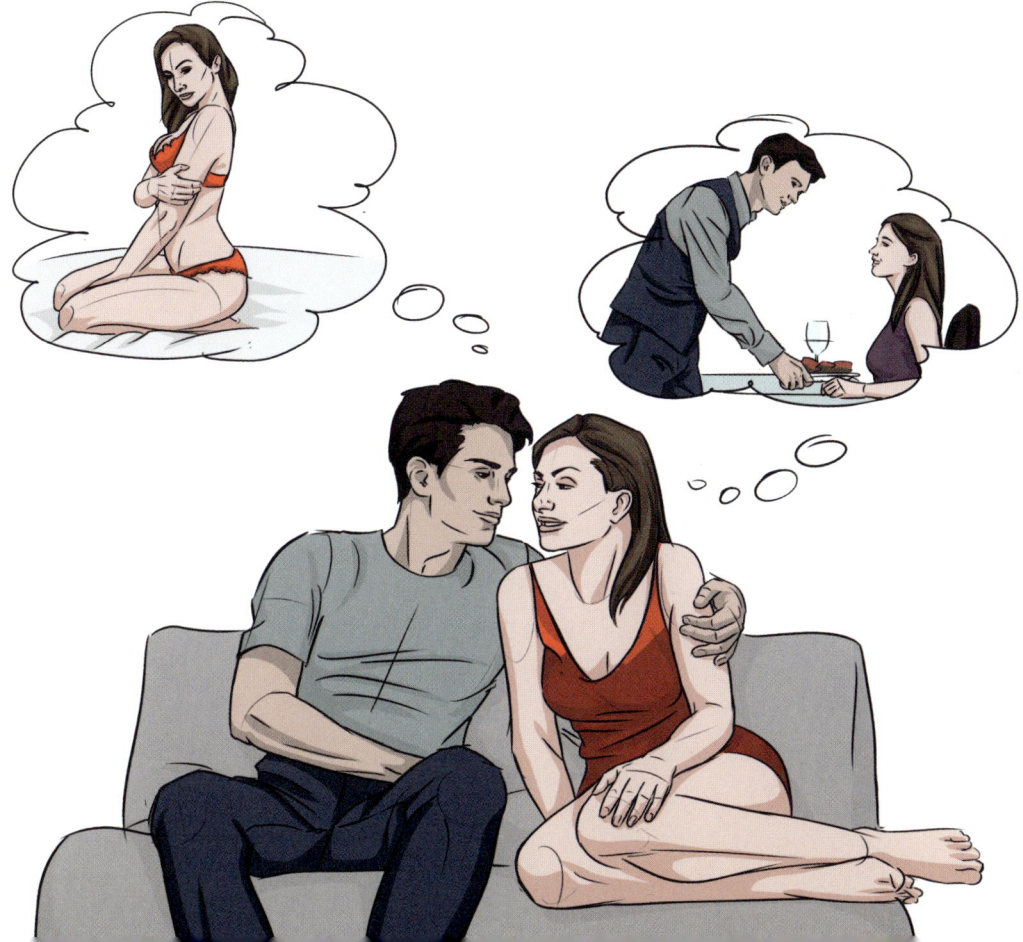

Der spontane und der reagierende Stil

Was Lust weckt, variiert von Person zu Person. Aber wie die Lust im Körper entsteht, lässt sich in zwei Hauptstrukturen einteilen: einen vergleichsweise spontanen und einen reagierenden Stil. Der spontane Stil bedeutet, dass Erregung und Lust im Körper unvermittelt und mehr oder weniger von selbst entstehen, ohne dass man sich notwendigerweise erregt hat. Sie könnten beispielsweise einfach die Straße entlanggehen oder sich auf dem Sofa entspannen und spüren, wie es unten kribbelt und Sie Lust auf Sex bekommen.

Der reagierende Stil meint, dass die Lust als Reaktion auf jede Art von Stimulation entsteht. Sie kann physisch oder psychisch sein, auf jegliche Art, die Erregung weckt. Oft aber braucht es mehrere sexuelle Auslöser nebeneinander, um Lust zu wecken.

Es ist normal zwischen den beiden unterschiedlichen sexuellen Typen zu wechseln, sodass man in bestimmten Situationen spontan erregt wird und in anderen Kontexten reagiert. Der dominante sexuelle Stil kann sich auch mit der Zeit ändern. Viele sind zu Beginn einer Beziehung spontan erregbar und werden nach und nach zu reagierenden Lusttypen. Die meisten Männer haben einen spontanen sexuellen Stil, während die meisten Frauen reagierend sind.

Der spontane und „typisch männliche" Lusttyp wurde lange als Definition eines soliden Sexualtriebes gesehen. Das hat dazu geführt, dass viele Menschen denken, dass sie Probleme mit ihrem Sexualtrieb haben, wenn sie tatsächlich einfach einen reagierenden Stil leben.

Gehören Sie dem reagierenden Typ an?

Wenn Sie einen reagierenden sexuellen Stil haben, brauchen Sie keine Therapie, um mehr Lust auf Sex zu haben. Stattdessen können Sie Ihre Perspektive auf Sex überdenken:

Wenn Sie darauf warten, spontan Lust im Körper zu verspüren, werden

Sie so lange warten, dass es Ihrer Beziehung schaden wird. Anstatt nachzuspüren, ob Sie Lust haben, wenn Ihr Partner die Initiative ergreift, sollten Sie sich fragen, ob Sie „Lust darauf haben nach und nach Lust zu spüren". Sind Sie offen und bereit für körperlichen Kontakt, der auch sexuell sein kann, können Sie sich dafür entscheiden, einen Schritt weiter zu gehen.

1. **Locken Sie Ihre Lust heraus und erlauben Sie ihr nach und nach, sich zu zeigen.**
   Da das sexuelle Verlangen erst kommt, nachdem Sie sexuell aktiv geworden sind, sind Sie davon abhängig, dass entweder Sie oder Ihr Partner die richtige Atmosphäre für Lust schaffen.

   Das kann beinhalten, dass man miteinander flirtet, einander sinnlich über den Körper streichelt, einander massiert, an eine sexuelle Fantasie denkt, die Aufmerksamkeit auf etwas Erotisches lenkt oder andere Dinge tut, die Lust auslösen können.

2. **Verlagern Sie Ihre Aufmerksamkeit auf etwas Sexuelles.**
   Konzentrieren Sie sich darauf, Ihre Gedanken und Ihre Aufmerksamkeit mit ins Boot zu holen. Sie können nicht erwarten, erregt zu sein, wenn Ihre Gedanken zu Arbeit, Computerspielen oder anderen wenig erregenden Dingen abdriften.

3. **Hören Sie auf, wenn die Lust ausbleibt.**
   Sie können sich nicht dazu zwingen, Lust zu bekommen. Wenn die Lust trotz der Versuche, sie herauszukitzeln nach wie vor ausbleibt, ist es wichtig, dass Sie keinen Sex haben. Sex ohne Lust schafft negative Assoziationen mit Sex, was das generelle Lustempfinden wiederum herabsetzen kann.

   Paare, die akzeptieren, dass man sich jederzeit zurückziehen und aufhören kann, haben langfristig mehr Sex als Paare, wo einer den anderen (oder sich selbst) auf unterschiedliche Weisen dazu drängt, Sex zu haben.

Haben Sie einen Partner mit reagierendem sexuellen Stil?

Achten Sie darauf, es nicht persönlich zu nehmen, wenn Ihr Partner selten spontan erregt wird. Es ist nichts falsch mit Ihnen oder Ihrem Partner, er oder sie funktioniert nur auf eine andere Weise als Sie. Versuchen Sie stattdessen herauszufinden, wie Sie die Lust *herauslocken* können:

- Oft helfen viele körperlichen Zärtlichkeiten nacheinander, deren Intensität sich erhöht, um Lust zu wecken. Starten Sie langsam und berühren Sie nie direkt die Genitalien, ohne Ihren Partner zuvor gut aufgewärmt zu haben.

- Finden Sie heraus, was Ihren Partner empfänglicher für Intimität macht. Vielleicht ist es leichter in Stimmung zu kommen, wenn Sie dazu beitragen, Stress und Belastungen des täglichen Lebens zu reduzieren?

- Viele Leute sagen, dass Romantik und das Gefühl sich wertgeschätzt zu fühlen wichtig sind, um Sexualität zu fördern, während Stress, Ärger und negative Emotionen Lustkiller sind. Romantik und das gute altmodische Verführen, wie man es oft am Anfang einer Beziehung kultiviert, funktionieren als Trick für die meisten Menschen mit reagierendem Stil.

- Nehmen Sie sich zusätzliche Zeit für das Vorspiel und geben Sie dem Körper Ihres Partners Zeit zu reagieren.

- Für eine Person mit reagierendem Stil beginnt das Vorspiel, lange bevor etwas Sexuelles passiert. Wie es Ihnen im Alltag miteinander geht, ist von großer Bedeutung dafür, wie sich die Lust wecken lässt, wenn man die Initiative ergreift. Sie kommen daher weit, indem Sie ein guter Partner im Alltag sind. Machen Sie Ihrem Partner Komplimente, teilen Sie sich die Arbeit gut auf und vermeiden Sie Kritik und verletzende Kommentare.

- Stellen Sie sicher, dass Sie selten schmollen, drohen, etwas erzwingen oder jemanden zum Sex überreden. So könnte es nämlich passieren, dass Ihr Partner statt lustvoll zu reagieren dazu übergeht, erhebliche Probleme mit sexuellem Begehren zu bekommen. Versuchen Sie stattdessen herauszufinden, wie Sie die Lust hervorlocken können.

Akzeptanz führt zu gutem Sex

Je offener Sie der sexuellen Art und Weise Ihres Partner gegenüber sind, desto größer sind die Chancen, dass Sie und Ihr Partner sich richtig fallen lassen können.

Die „ungewöhnlichen" Erregungsmuster

Es gibt Tausende von verschiedenen sexuellen Erregungsmustern. Die Tatsache, dass etwas ungewöhnlich oder selten in der Bevölkerung ist, bedeutet nicht zwangsläufig, dass es nicht normal ist. Statt sich darauf zu konzentrieren, wie häufig etwas ist, kann es sinnvoller sein zu sehen, ob es ein Problem für die Person selbst oder die beteiligten Personen ist. Solange niemand zu Schaden kommt oder ausgenutzt wird und sich selbst und anderen dadurch keine Probleme verursacht werden (einschließlich Problemen mit dem Gesetz und in der Beziehung), ist es oft am besten, das Erregungsmuster als eine von vielen Möglichkeiten zu sehen, wie wir Menschen unsere Sexualität zum Ausdruck bringen können. Die allgemeine Regel ist daher: Je höher Ihre Akzeptanz ist, desto mehr können Sie sich über spannenden und abwechslungsreichen Sex freuen.

Die braven und die schlimmen Mädchen

Haben Sie sich jemals gefragt, warum Frauen als leichte Mädchen gesehen werden, wenn sie viele Sexualpartner haben? Oder warum Frauen, die Sex lieben, einen negativeren sozialen Stempel aufgedrückt bekommen als Männer, die genau das Gleiche machen?

Historisch gesehen war es so, dass nur die Frau zu 100 Prozent sicher sein konnte, Elternteil eines Kindes zu sein. Er konnte sich nicht so sicher sein. Um eine Vaterschaft zu gewährleisten, versuchten es deshalb unterschiedliche Kulturen mit verschiedenen Strategien, um die Sexualität von Frauen „einzuschränken".

In der christlichen Tradition löste man Probleme, indem man zwischen der sexuellen Frau („Hure") und der so genannten ordentlichen, anständigen Frau („Madonna") unterschied. Die „anständigen" Frauen waren verheiratet, während die „anderen" riskierten, überhaupt nie verheiratet zu sein.

Obwohl wir jetzt in einer scheinbar sexuell befreiten Gesellschaft leben, hängen einem solche Stempel immer noch nach. Das Ergebnis ist, dass Frauen sich auch in Beziehungen zurückhalten könnten und es nicht wagen, sich von den Hemmungen und Ängsten zu befreien, als „zu sexuell" gebrandmarkt zu sein. Das kann es für sie schwierig machen, zu fragen und auszudrücken, was sie mag und sexuell braucht.

Männer, denen klar ist, dass Frauen auch das Recht haben, Sex gleichermaßen zu genießen wie Männer, haben jedoch viel aufregenderen Sex. Denn dann kann sie ihre Sexualität ohne Scham und Schuld genießen.

Die schmutzigen, einfachen Männer

Die Sexualität von Frauen wird oft als schön und geheimnisvoll hervorgehoben. Viele stellen sich eine masturbierende Frau mit Kerzen und weicher Jazz-Musik im Hintergrund in einem Himmelbett vor. Seine Sexualität wird hingegen oft nicht nur als einfach, sondern schmutzig beschrieben: Wenn man an einen masturbierenden Mann denkt, wird das Himmelbett oft zu einem Lesbenpornos konsumierenden, wichsenden Mann. Ein klassisches Beispiel sind ältere Männer, die eher als „Lustmolch" abgestempelt werden, auch wenn sie ganz natürliche sexuelle Bedürfnisse ausleben.

Frauen, die einen Mann als abnormal oder schmuddelig beschreiben, bewirken damit schnell, sein Schamgefühl bei diesen Themen zu verstärken. Dies erhöht das Risiko, dass er seine sexuellen Erregungsmuster geheim hält, was seine Lust negativ beeinflussen kann.

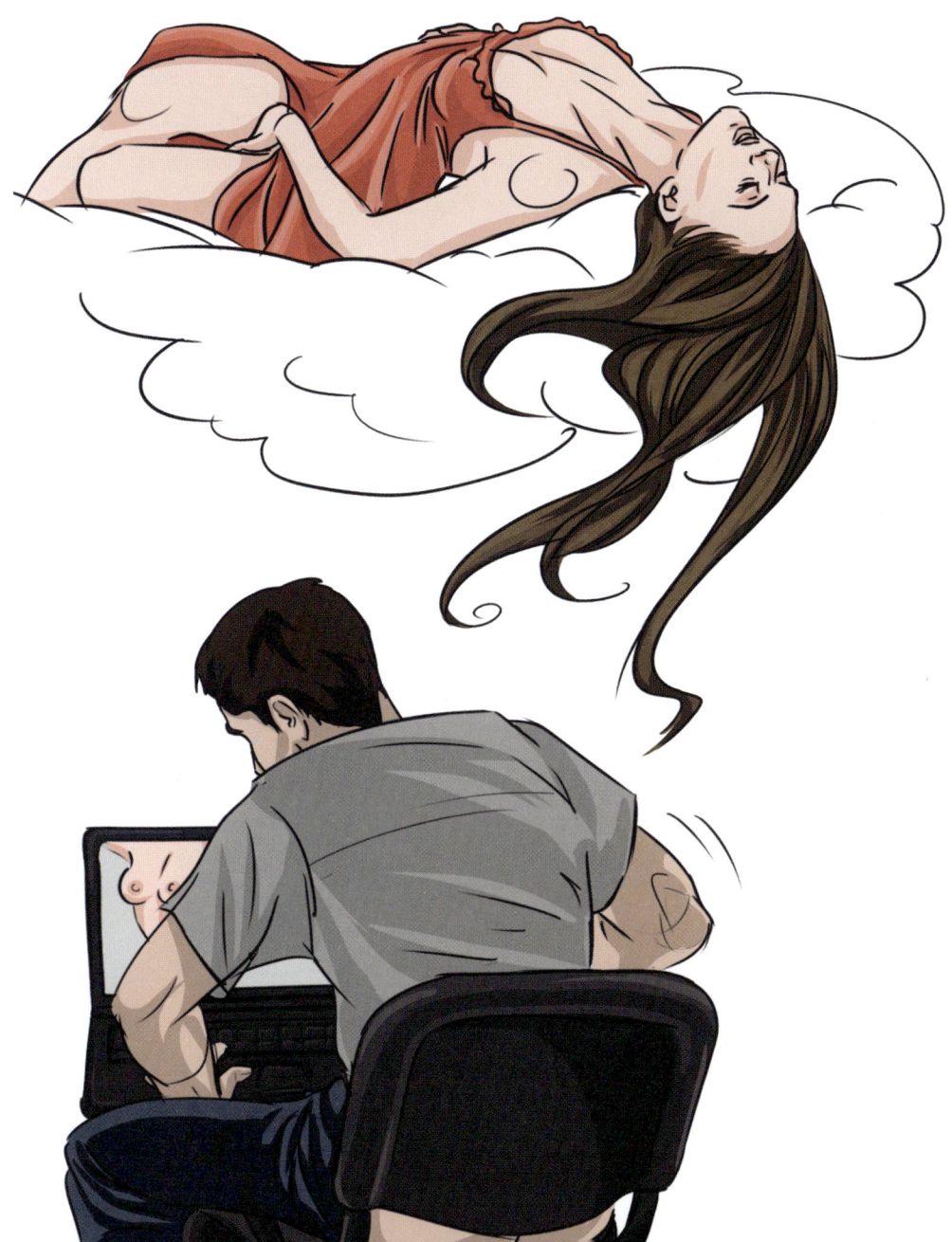

Die Worte, die Ihnen guten Sex bringen

Männer und Frauen, die gut darin sind, über das zu reden, was sie im Bett wollen, sind viel zufriedener mit ihrem Sexualleben als diejenigen, die schweigen.

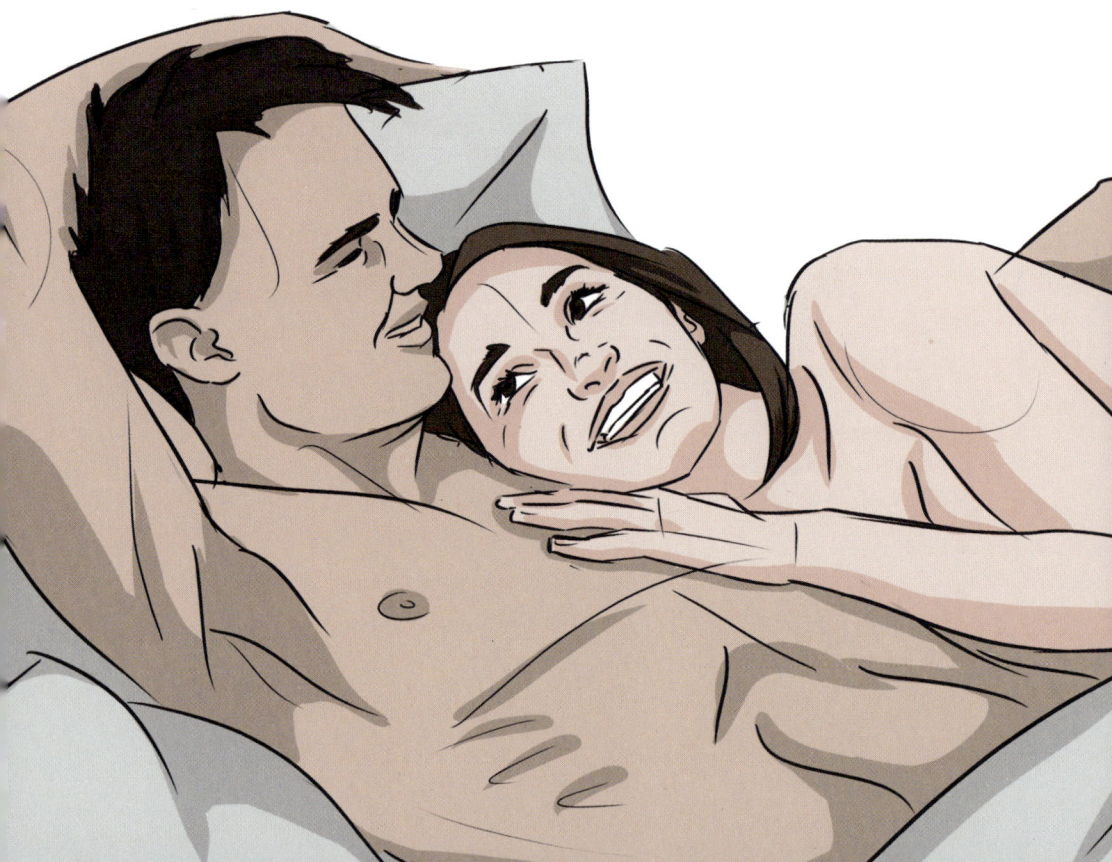

„Gut" darin zu sein einzufordern, was man im Bett will, dreht sich nicht nur darum, dem Partner verstehen zu geben, was Sie wollen. Es geht auch darum Ihre Wünsche auf eine Art und Weise zu kommunizieren, die die Chance erhöht, dass Ihr Partner sie mit ihnen erfüllen will. Es ist nicht egoistisch, Ihrem Partner zu sagen, was Sie im Bett wollen. Je zufriedener Sie beim Sex sind, desto größer ist die Chance, dass Sie beide langfristig glücklich bleiben.

Haben Sie mehr von genau dem Sex, den Sie sich wünschen

Eine gute Basis für gute und intime Gespräche ist die Haltung, dass Ihre Bedürfnisse nicht wichtiger sind als die Ihres Partners und umgekehrt. Sie können von Ihrem Partner keine Veränderungen verlangen oder erbeten, aber Sie können über Ihre Bedürfnisse sprechen.

Ihr Partner wiederum kann Ihren Wünschen nachkommen oder nicht. Wenn Sie auf eine positive Art fragen, ohne fordernd oder verlangend zu sein, erhöhen Sie die Chance, Ihr Ziel zu erreichen. Schauen wir uns einige gute Strategien an, um mehr von dem Sex zu haben, den Sie sich wünschen:

1. **Achten Sie auf das, was für Sie besonders gut funktioniert - und bitten Sie um mehr davon.**
    Wenn Sie sich mehr von etwas vorstellen können, was Ihr Partner tut, ist es klug die Gelegenheit zu nutzen, um Ihren Partner zu bitten zu beschreiben, was er tut. Wenn Ihr Partner sagt: „Ich verwende eine weiche, kreisende Zunge" haben Sie eine Vorlage um in Worte zu fassen, was sonst nur ein angenehmes Gefühl war. Dann können Sie später ganz einfach nach dieser Technik fragen: „Kannst du bitte nochmal deine Zunge sanft kreisen lassen?"

2. **Arbeiten Sie mit positivem Feedback.**
    Lob und Belohnung sind fast immer effektiver als Kritik und Strafe, um jemanden dazu zu kriegen, sein Verhalten zu ändern. Positives Feedback, sowohl während als auch nach dem Sex, erhöht die Chance, dass Sie mehr von dem bekommen, was Sie angesprochen haben.

3. **Thematisieren Sie Tätigkeiten, nicht Eigenschaften Ihres Partners.**
   Wenn Sie Rückmeldungen geben, ist es wichtig, dass Sie die Aktionen beschreiben, von denen Sie mehr oder weniger wollen, ohne den Partner als Person anzusprechen. Sagen Sie, was Sie wollen, um die Wahrscheinlichkeit zu erhöhen, dass Ihre Botschaft gut aufgenommen wird - und nicht, was bzw. wie Ihr Partner ist oder nicht.

4. **Belohnen Sie das, wovon Sie mehr wollen.**
   Sie können sowohl Worte als auch Taten nutzen, um das, was Ihr Partner gut macht und das, was Sie sich wünschen, zu belohnen. „Ich habe die Art, wie du mich geleckt hast so genossen. Jetzt hast du dir eine lange Ölmassage verdient" - ist vielleicht durchschaubar, aber klagt ein Partner etwa, wenn er oder sie eine Ölmassage bekommt?

5. **Belohnen und verstärken Sie alle Schritte in die richtige Richtung.**
   Auch wenn der Sex schrecklich ist, gibt es oft etwas Gutes oder zumindest ein wenig Besseres als der Rest. Dann loben und heben Sie das hervor. „Ich habe es sehr genossen, dass du heute besonders vorsichtig warst, als du meine Eier in der Hand hattest", kann gut ankommen, auch wenn die sanfte Berührung nur wenige Sekunden gedauert hat.

Das Feedback, das Sie gut im Bett macht

Anstatt zu fragen, setzen viele „den Stöhnradar" ein um herauszufinden, was Ihr Partner im Bett mag. Hierbei macht man mehr von dem, was gut funktioniert, als würde es dem anderen lustvolle Laute entlocken. Das ist nicht unbedingt eine schlechte Strategie, aber was tun Sie, wenn Sie auf (oder in) einen Partner stoßen, der kaum einen Laut von sich gibt, egal was Sie machen?

Der Stöhnradar ist daher nicht absolut zuverlässig und Körpersprache ist nicht immer leicht zu lesen (und noch schlimmer ist mehrdeutige Körpersprache, womöglich auch noch mit einem oder zwei Getränken intus). Jede Person hat ihr eigenes, einzigartiges Erregungsmuster und einen Körper, der auf eine Weise reagiert, die einzigartig ist. Sie sind daher völlig abhängig vom Feedback Ihres Partners, um gut im Bett zu sein. Diese Rückmeldungen sind das, was es Ihnen ermöglicht, genau das zu machen, was Ihrem Partner gefällt.

Vermeiden Sie es, alle Fragen auf einmal zu stellen

Guter Sex erfordert, dass Sie das Feedback bekommen, das Sie von Ihrem Partner brauchen, aber stellen Sie nicht alle Fragen auf einmal. Verteilen Sie sie über mehrere sexuelle Begegnungen hinweg und variieren Sie die Art zu fragen:

- **Ermutigen Sie Rückmeldungen**
  Zeigen Sie, dass Sie sich Rückmeldungen Ihres Partners wünschen und diese schätzen.

  „Es turnt mich so an zu erleben, dass es dir gefällt, also ist es total toll, wenn du mir zeigst, dass du es magst."

- **Kommunizieren Sie zwischendurch mit Ihrem Partner**
  Fragen Sie zwischendurch, ob Sie die richtige Stelle gefunden haben, ob der Partner Anpassungen beim Druck, Tempo oder Winkel braucht. Ein intelligentes Vorgehen ist, Ihren Partner zu ermutigen, Sie wissen zu lassen wenn Sie etwas richtig machen.

  „Ich werde ein bisschen vorsichtiger beginnen und den Druck/das Tempo langsam erhöhen. Sag mir, wenn es passt."

- **Bieten Sie Alternativen**
  Ein raffinierter Trick, um spezifisches Feedback zu bekommen, ist Ihrem Partner zwei verschiedene Techniken zur Auswahl zu bieten:

  „Ist es mit der Zunge für dich besser im Kreis oder auf und ab?"

- **Bitten Sie Ihren Partner, es Ihnen zu zeigen**
  Wenn Ihr Partner nicht über seine eigenen Vorlieben sprechen mag, können Sie Ihn bitten, Ihnen die richtige Technik an seinem eigenen Körper zu zeigen. Dann versuchen Sie zu kopieren, was Sie gesehen haben. Sie können Ihren Partner auch bitten, Ihren Körper zwischendurch zu führen: Bringen Sie Ihn dazu, Ihnen die richtige Technik zu zeigen, indem er Ihre Finger (oder möglicherweise auch andere Körperteile) führt und bewegt. Auf diese Weise kann Ihr Partner Ihnen den richtigen Druck, Winkel und die passende Geschwindigkeit zeigen.

  Ihr Partner kann Ihnen auch zeigen, was er oder sie an Ihrem Körper mag: Wenn Ihr Partner Sie beispielsweise so küsst, wie er oder sie am Liebsten geküsst wird, bekommen Sie ziemlich gute Einblicke, was ihm gut gefallen würde.

Unterscheiden Sie zwischen Feedback und Kritik

Stoppen Sie, wenn Sie Feedback als Kritik erfahren, und überprüfen Sie, ob das vom Partner Gesagte anders interpretiert werden kann.

Wenn Sie sich den Wünschen Ihres Partners anpassen, bedeutet das keinesfalls, dass mit Ihnen als Person etwas nicht stimmt. Statt die Rückmeldungen als ein Zeichen für Versagen zu sehen, können Sie daran denken, dass Feedback ein Rezept dafür ist, wie der Körper Ihres Partners funktioniert.

Das Feedback ist ein Zeichen dafür, dass sich Ihr Partner bei Ihnen sicher fühlt. Durch das Anpassen einzelner Aktionen können Sie die Bedürfnisse Ihres Partners auf bessere Art und Weise erfüllen.

Genuss-orientierter Sex

Weniger Wert auf Leistung und mehr Wert auf Genuss zu legen, ist der Grundstein für guten Sex. Das wird Ihnen mehr Lust, Abwechslung und eine höhere Sensibilität bescheren.

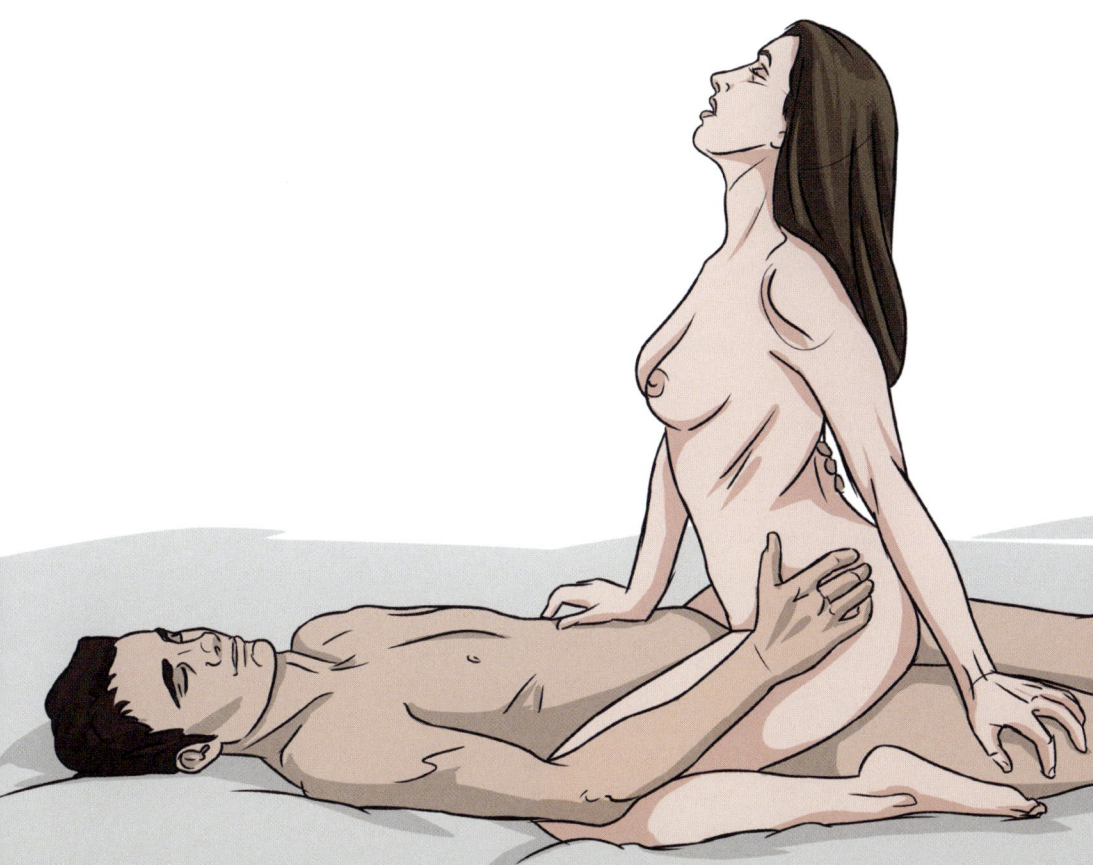

Ein männlicher Teilnehmer an einem unserer Kurse berichtete, dass er nach einer Prostatakrebs-Operation nicht in der Lage war, eine Erektion zu haben. Genau das war jedoch die Grundlage für eine neue sexuelle Ära für ihn und seine Partnerin - im positiven Sinne. Statt sich mit Erektionen und Leistung zu beschäftigen, waren sie in der Lage, sich auf die Lust zu konzentrieren, die sein Körper immer noch geben konnte, ohne Anforderungen daran zu stellen, wie der Körper reagieren „sollte". Durch das Betrachten einer solchen genussorientierten Situation wurde das Sexualleben dieses Paares besser als je zuvor, trotz der Tatsache, dass sie bereits vor der Operation einen zeimlich guten Ausgangspunkt hatten.

Vermeiden Sie es, in den Performance-Modus zu kommen

Wenn Sie leistungsorientiert sind, werden Sie feststellen, dass Sie geistig Ihre Leistung „überwachen", während Sie den Partner stimulieren. Der Fokus liegt nicht mehr darauf, was in dieser Situation anregend sein könnte, sondern darauf, wie gut man „performt".

Das lenkt Ihr Bewusstsein von der Stimulation ab, sodass die Signale guter körperlicher Empfindungen vom Körper nicht so gut in den Kopf gelangen. Sobald Sie versuchen zu entscheiden, wie der Körper reagieren oder nicht reagieren soll, spüren Sie weniger physische Stimulation. Das führt zu weniger Genuss und Lust.

Konzentrieren Sie sich auf das, was Sie wirklich fühlen

Genussorientiert zu sein, dreht sich darum, sich dessen bewusst zu sein, was man an Stimulation und angenehmen Gefühlen wirklich spürt, egal wie viel oder wenig es ist.

Konzentrieren Sie sich darauf, es schön miteinander zu haben, ohne eine bestimmte Reaktion bei sich selbst oder dem Partner zu erwarten. Sie berühren Ihren Partner, weil es sich für Sie beide gut anfühlt, nicht mit dem Ziel, eine bestimmte Reaktion auszulösen. Der Orgasmus ist ein Bonus, nicht das eigentliche Ziel.

EIN BEISPIEL: *Wenn man leistungsorientiert ist, ist ein schlaffer Penis eine Bedrohung. Vielleicht versuchen Sie mehr oder weniger verzweifelt, den Penis wieder steif zu bekommen - und ist dies nicht der Fall, hören Sie mit allen sexuellen Aktivitäten auf.*

Beim genussorientierten Ansatz würde man stattdessen seine Aufmerksamkeit nicht dem Gedanken widmen, wie es hätte sein sollen, sondern die Situation als solche akzeptieren und sich mit dem beschäftigen, was man wirklich spürt. Man würde den Penis weiterhin streicheln, vielleicht nur weil es sich gut anfühlt, ohne den Druck, dass man auf eine bestimmte Weise reagieren oder eine Erektion haben sollte. Ironischerweise führt ein solcher Ansatz oft dazu, dass die Erektion zurückkehrt.

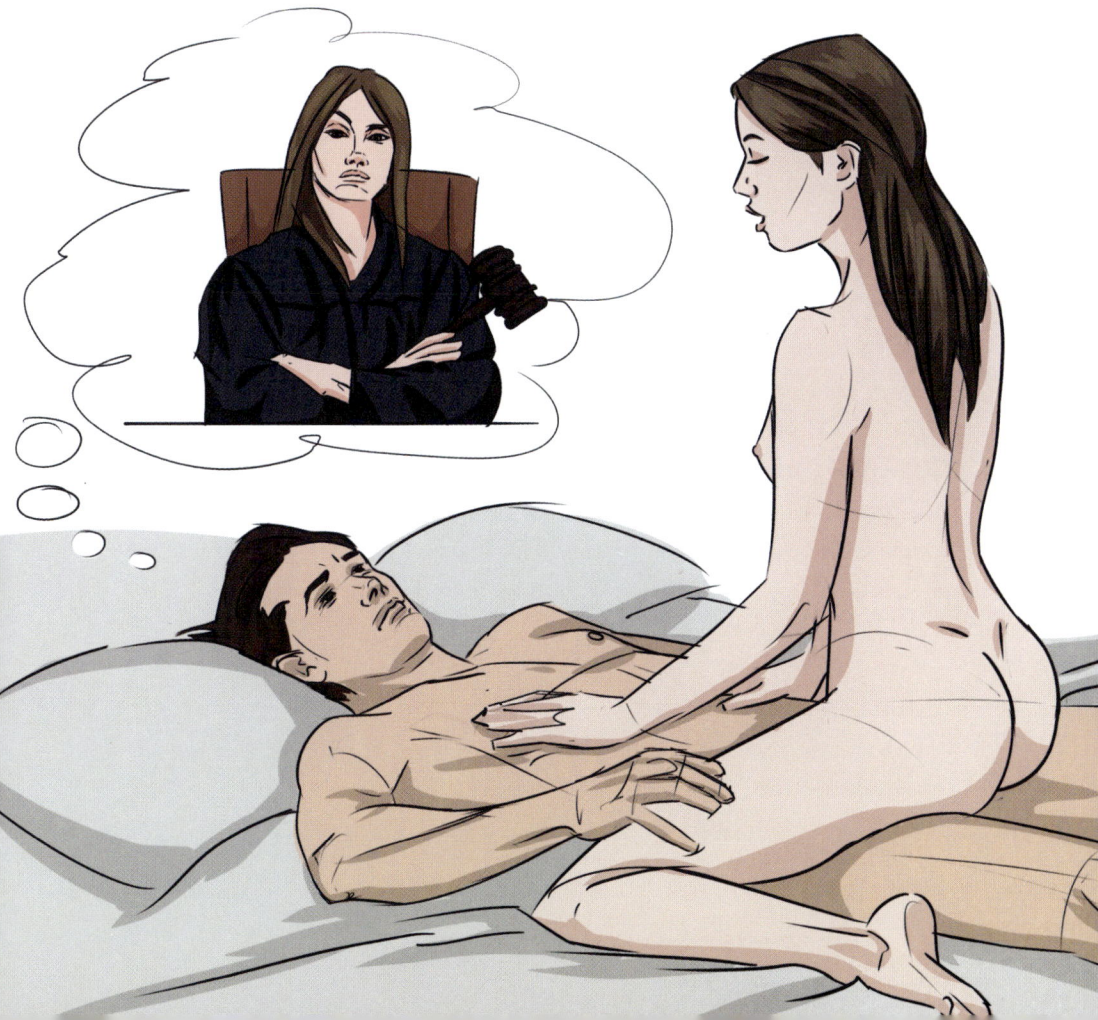

Die Erregungsskala

Die Erregungsskala ist ein gutes Werkzeug, um genussorientiert zu sein, weil sie Sie besser mit Ihrem Körper vertraut macht. Dieses Wissen macht es auch einfacher zu erfahren, wie nah Sie dem Orgasmus sind, sodass Sie besser bestimmen können, wann Sie kommen. Die Skala dreht sich darum, wie viel Lust und Erregung Sie spüren und nicht wie steif oder feucht Sie sind. Sie reicht von 0 bis 10:

- 0 ist ein neutraler Wert. Sie empfinden (hoffentlich) keinerlei sexuelle Erregung.

- 4-5 ist ein stabiles Gefühl der Erregung im Körper und Ihre Genitalien reagieren. Beide Geschlechter können einige Zeit erregt sein, bevor die Geschlechtsorgane reagieren und eine Erektion oder Feuchtigkeit auftritt.

- 9,9 ist das, was wir „point of no return" nennen: Es ist jeden Moment zu spät, umzudrehen. Eine kleine Geste reicht aus, um Sie über die Klippe in einen Orgasmus zu schicken.

- 10 ist ein vollwertiger Orgasmus (Ejakulation bei ihm).

Wie man die Erregungsskala anwendet

Es ist normal, nicht zu wissen, wo man sich zwischen ansteigender Erregung und dem „point of no return" befindet, aber Übung macht den Meister: Halten Sie inne und fragen Sie sich ab und zu, wo Sie sich auf der Skala gerade befinden. Vielleicht können Sie auch ausprobieren, Ihren Partner so hoch wie möglich auf der Skala klettern zu lassen, bevor Sie Sex haben? Wie Erregung im Körper erlebt wird, ist sehr individuell. Beginnen Sie damit, Ihren eigenen Körper zu beobachten und die verschiedenen Erregungsstufen bei sich selbst herauszufinden, zu beobachten.

Die Skala ist ein wichtiges Element auf dem Weg zu multiplen Orgasmen (siehe Seite 120), um vorzeitige Ejakulation zu vermeiden (siehe Seite 187) oder leichter zum Orgasmus zu kommen (siehe Seite 189).

Fahren Sie mit all Ihren sexuellen Gängen

Ein letzter und wichtiger Teil der Genussorientierung ist, sich Sex als etwas vorzustellen, was aus mehr besteht als nur Geschlechtsverkehr und aufzuhören Sex als „Hauptgericht" zu betrachten. Der amerikanische Sexualwissenschaftler Barry McCarthy spricht oft über unsere sechs sexuellen Gänge:

- Der erste Gang beinhaltet positive sinnliche Erfahrungen mit dem Partner. Das kann zum Beispiel eine freundliche Umarmung oder ein Lächeln sein, über den Rücken gestreichelt zu werden oder einen liebevollen Blick zugeworfen zu bekommen.

- Der zweite Gang meint näheren Körperkontakt, wenn der Kopf an der Brust des anderen liegt, man sich streichelt oder auf andere Weise körperlichen Kontakt hat.

- Der dritte Gang umfasst eher die sinnliche Berührung, enges Tanzen, Massage, körperliche Zärtlichkeiten und so weiter.

- Der vierte Gang meint erotische Berührung in der Form, wie man sie bei der Stimulation von Geschlechtsorganen anwendet.

- Der fünfte Gang umfasst Geschlechtsverkehr. Hier ist es wichtig, dass beide absolut bereit sind, bevor begonnen wird und dass Lust vorhanden ist, nicht nur Erregung.

- Der sechste Gang beinhaltet Fantasien und den emotionalen Teil von Sex.

Paare, die guten Sex haben und genussorientiert sind, kombinieren oft aktiv alle sechs sexuellen Gänge miteinander. Sie haben auch keine Angst davor, manchmal nur ausgewählte Gänge zu fahren und sie können zufrieden mit einer sexuellen Begegnung sein, auch wenn sie nicht zum Geschlechtsverkehr führt.

Schließen Sie die Augen und legen sich mit den Armen zur Seite hin. Lassen Sie sich von Ihrem Partner fünf Minuten lang berühren, ohne dass Sie etwas anderes tun, als nachzuspüren. Konzentrieren Sie sich auf jede Nuance der Berührung. Wie fühlt sich die Haut Ihres Partners auf Ihrer Haut an? Gibt es Bereiche, die empfindlicher sind als andere? Welche Empfindungen entstehen im Körper?

Spüren Sie, wo auf der Erregungsskala Sie sich beim Sex befinden. Welche Gefühle und körperlichen Empfindungen erleben Sie auf den verschiedenen Ebenen? Spüren Sie zu Beginn andere Gefühle oder Empfindungen in Ihrem Körper als direkt vor dem Orgasmus?

Die Vagina und die Vulva

Lotusblüte, Möse, Mumu, Muschi... Man kennt sie unter vielen Namen, aber nicht jeder weiß, wie sie wirklich aussieht oder welche ihrer Stellen am meisten Lust bereitet.

Die Vulva ist das äußere Geschlechtsorgan der Frau, d.h. alles, was außerhalb der Vagina ist. Außen liegen die äußeren Schamlippen. Sie sind weniger empfindlich als die inneren und ihre Hauptfunktion ist es, die inneren empfindlicheren Stellen sowohl vor äußeren Einflüssen als auch gegen Infektionen zu schützen. Sie variieren von Frau zu Frau in Farbe, Form und Textur. Die Farbe kann von hellrosa bis dunkelbraun variieren, unabhängig von der Hautfarbe der Frau. Die Textur kann von sehr weich bis rau reichen.

Die inneren Lippen sind empfindlicher als die äußeren und schwellen bei Erregung an. Genau wie bei den äußeren, gibt es auch bei den inneren Schamlippen von Frau zu Frau große Unterschiede. Sie unterscheiden sich nicht nur stark in der Farbe, häufig ragen sie außerdem aus den äußeren Schamlippen hervor, auch wenn die Frau nicht erregt ist.

An der Spitze der inneren Schamlippen liegt die Klitoris. Nur der äußere Teil ist sichtbar, der innere erstreckt sich weiter in den Körper. Für Frauen, die mit den sensiblen Bereichen in ihrer Scheide noch nicht vertraut sind, ist die Klitoris die Hauptstraße zu Lust und Orgasmen.

Der Teil, den wir auf der Außenseite sehen, wird Klitoriseichel genannt. Oben darüber hat sie eine kleine Kappe, ähnlich der Vorhaut des Mannes. Genau wie bei den äußeren und inneren Schamlippen gibt es große Unterschiede zwischen Frauen, wie ausgeformt und empfindlich die Klitoris ist. Manche Frauen haben eine kleine Klitoris, die immer von der Kappe bedeckt ist, andere haben eine größere, die stets hervorragt. Bei einigen ist der Klitoriskopf wie eine Kugel geformt, bei anderen ist sie eher langgezogen. Die Klitoris kann leicht mit einem Penis verglichen werden, sowohl in Bezug auf Empfindlichkeit, als auch hinsichtlich der Tatsache, dass sie anschwillt und sich aufstellt, wenn die Frau erregt wird.

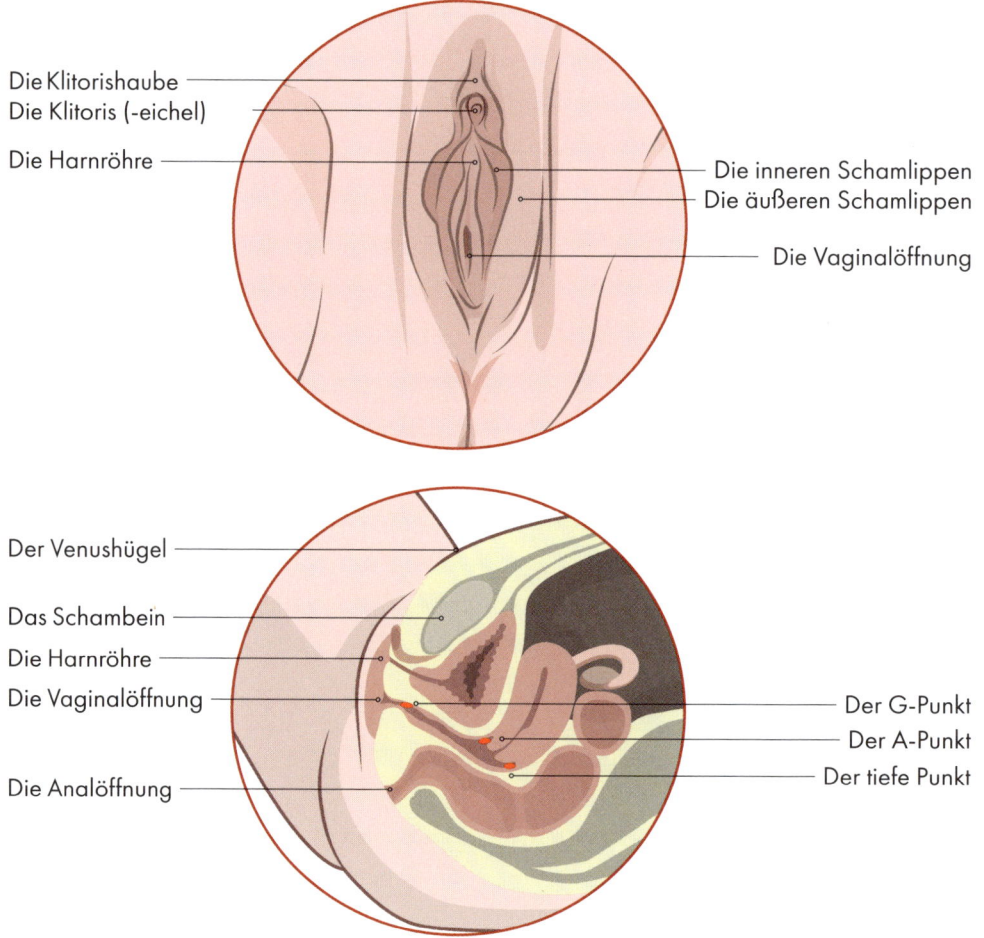

Die Klitorishaube
Die Klitoris (-eichel)
Die Harnröhre
Die inneren Schamlippen
Die äußeren Schamlippen
Die Vaginalöffnung

Der Venushügel
Das Schambein
Die Harnröhre
Die Vaginalöffnung
Die Analöffnung
Der G-Punkt
Der A-Punkt
Der tiefe Punkt

Unter der Klitoris liegt die Öffnung der Harnröhre. Diese kann für einige Frauen eine erogene Zone sein. Sie können große Lust erleben, wenn man den Bereich um diesen Punkt stimuliert. Darunter wiederum liegt die Scheiden- oder Vaginalöffnung. Die Vaginalöffnung und das äußere Drittel der Scheide ist der empfindlichste Teil der Vagina. Mit anderen Worten: Sie brauchen keinen langen Penis, um sie zu stimulieren und nicht so tiefe Stöße sind oft die besten.

Noch weiter in der Vagina, Richtung Bauch, liegt der G-Punkt. Noch weiter, knapp unterhalb des Gebärmutterhalses, finden wir den A-Punkt. Tief in der Vagina, auf der Seite beim Po und Rücken, befindet sich der tiefe Punkt. Diese drei Punkte können große sexuelle Lust bereiten, wenn sie stimuliert werden. Dazu kommen wir im Kapitel „Spannende Variationen".

Die Vagina ist sehr dehnbar - schließlich muss sie einer Geburt standhalten können - und um die Vagina herum erstreckt sich der PC-Muskel. Wie eng sich die Vagina anfühlt, hängt weitgehend davon ab, wie gut dieser Muskel trainiert ist. Während der Schwangerschaft und bei der Geburt wird er erheblich gedehnt, aber er kann mindestens so stark wie davor werden, wenn er danach wieder trainiert wird.

Alter und Mangel an körperlicher Bewegung können die Muskulatur schwächen, und wir könnten auch gleich einen anderen Mythos entkräften, wenn wir schon dabei sind: Eine Frau wird nicht „weniger eng oder verbraucht" durch viel Sex oder viele Partner. Tatsächlich wird sie - wenn ihre Muskulatur aktiv arbeitet, während sie Sex hat - enger als eine passive Frau, die mit weniger Sexualpartnern verkehrt, da ihre Muskeln regelmäßige Kontraktionen gewohnt sind.

Zu Beginn der Erregungsphase sind sowohl die Klitoris als auch die Vagina oft sehr empfindlich, weshalb Berührungen sanft sein sollten. Wenn sie erregter wird, werden ihr direktere Reize und vielleicht auch heftigerer Druck zusagen. Hier ist es wichtig mit ihr zu kommunizieren, sodass Sie sich nach dem richten, was sie will und braucht und nicht zu heftig zupacken.

Das Jungfernhäutchen gibt es nicht

Der Mythos des Jungfernhäutchens ist weit verbreitet und bringt in einigen Kulturen große Probleme für Frauen mit sich. Allerdings gibt es gar kein Häutchen, das die Vagina einer Frau bedeckt, und bei ihrem ersten Mal Sex „poppt". Was Frauen tatsächlich haben, ist ein Kranz, der fast an der Spitze der Vagina platziert ist, wie eine Art Hautfalte. Das Menstruationsblut soll durch diese Öffnung passen. Der Kranz ist so dehnbar, dass es nach der Pubertät unmöglich ist festzustellen, ob eine Frau Sex gehabt hat oder nicht. Der häufigste Grund, warum manche Frauen beim ersten Mal bluten ist, dass die Vagina oder Reste dieses Kranzes einen Riss bekommen, oft weil sie zu trocken sind oder stark gedehnt werden. Die meisten Frauen bluten beim ersten Mal nicht, wenn es ein ausführliches Vorspiel gab.

Ein kleiner Appell

Die inneren Schamlippen sind sehr empfindlich und bieten besonders große Lust beim Geschlechtsverkehr. Bei vielen ragen sie über die äußeren, worüber sich einige Frauen leider schämen. Durch die Verkleinerung oder gar Entfernung werden Sie nicht nur weniger sexuelle Lust erfahren, sondern es gibt auch das Risiko von Komplikationen. Daher sollte dies nur geschehen, wenn Sie medizinische Probleme haben. Ihre Schamlippen sind völlig normal, auch wenn die inneren vor den äußeren vorstehen. Wir haben noch von keinem Mann gehört, der in diesem Fall den Sex ablehnte, weil ihre Schamlippen die „falsche Form" hatten.

Es gibt keinen Standard dafür, wie eine „schöne" Vulva auszusehen hat und wie Penisse gibt es sie in allen Winkeln und Formen. Leider schauen zu viele Menschen auf Pornodarstellerinnen (die oft untenrum operiert sind) und sehen dies als Vorlage dafür, wie Frauen auszusehen haben. In der Pornowelt sind Männer in der Regel wie Pferde ausgestattet und Frauen haben Titten so groß wie Medizinbälle. Dies gibt ein sehr schiefes und ungenaues Bild davon, wie die Dinge wirklich sind.

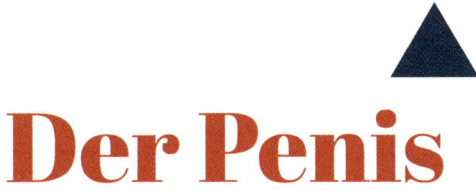

Der Penis

Der Penis ist viel mehr als Größe und Länge. Er ist die Hauptquelle der sexuellen Lust des Mannes.

Der Penis und die Vulva haben zwei wichtige Dinge gemeinsam. Beide sind von Mensch zu Mensch sehr unterschiedlich in ihrer Erscheinung, und beide haben Bereiche, die empfindlicher sind als andere. Einige Penisse haben eine große Eichel und einen schlanken Schaft, andere sind dünn und lang, während einige kurz und dick sind. Viele Penisse haben eine leichte Biegung. Das ist ganz normal und solange das den Geschlechtsverkehr oder die Lust nicht behindert, ist alles in Ordnung. Darüber hinaus gibt es große Unterschiede zwischen dem, was wir „Shower" und „Grower" nennen.

Ein Grower (Englisch: to grow, wachsen) ist ein Penis, der schlaff ziemlich klein sein kann, aber in stehendem Zustand deutlich größer wird. Ein Shower (Englisch: to show, zeigen) ist ein Penis, der schlaff in etwa die gleiche Größe wie im steifen Zustand hat - diese sehen in der Männerdusche wohl am beeindruckendsten aus. Viele Grower fühlen sich minderwertig in solchen Situationen, aber dafür gibt es keinen Grund: Oft wachsen entspannte kürzere Penisse weit über die längeren Penisse hinaus, wenn sie erigiert sind.

Die Eichel ist der empfindlichste Teil des Penis und breitet sich außen in einem Kranz um die Spitze aus, der dort aufhört, wo sich die Vorhaut befindet. Sowohl dieses Befestigungsdreieck als auch der Kranz um die Eichel sind sehr sensible Bereiche. Unter der Eichel sitzen die Vorhaut und der Schaft. Der Schaft ist in der Regel der am wenigsten sensible Bereich. Will man den Penis wirklich verwöhnen, muss die Eichel die Hauptrolle spielen.

Unter dem Penis liegt das Skrotum oder Hodensack. Er hält die Hoden, zwei sehr sensible Körperteile, die große Lust bereiten können, wenn sie richtig behandelt werden. Weiter hinter dem Hoden liegt der Bereich, der Damm oder Perineum genannt wird. Auch er kann viel Lust bringen, wenn er stimuliert wird. Der Damm erstreckt sich nach hinten bis zur Analöffnung.

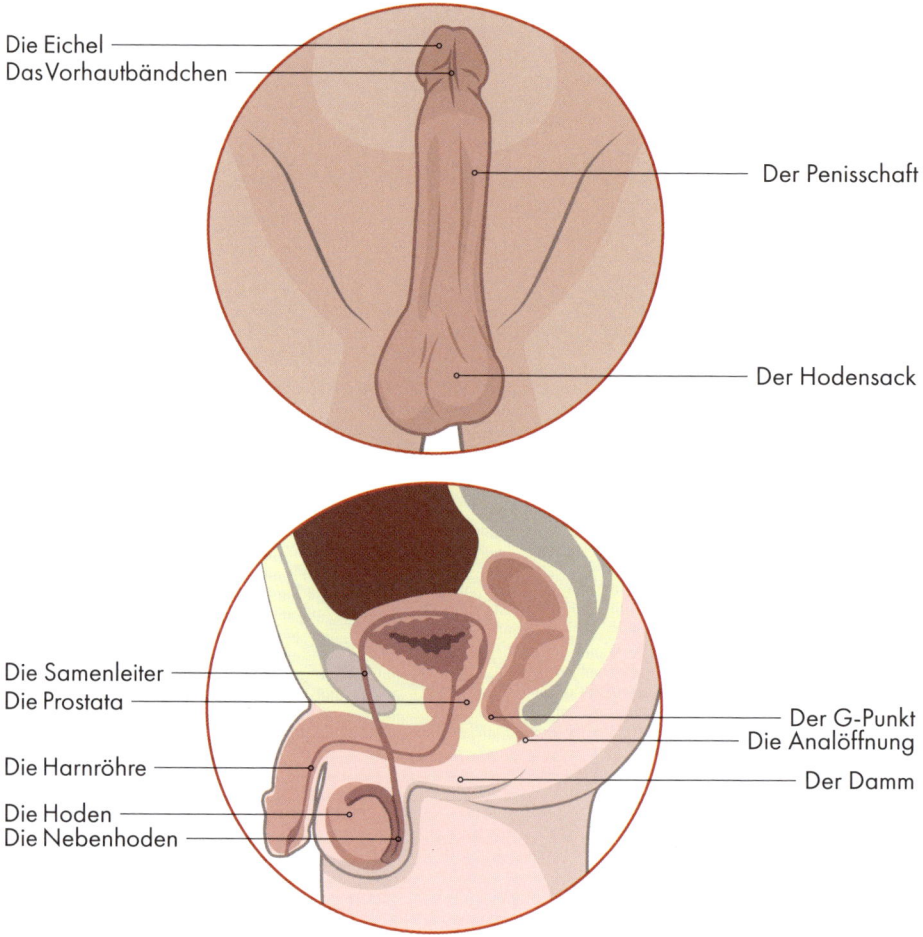

Ein schlaffer Penis hat gleich viele Nervenenden wie ein erigierter. Löst man sich von der Angst des Ausbleibens einer Erektion, kann man wunderbar die Erfahrung machen, die viele gemacht haben, nämlich dass man genauso gut einen Orgasmus mit einem schlaffen Penis erleben kann.

Vorspiel

Beim Vorspiel dreht es sich sowohl darum, die Lust als auch die körperliche Erregung zu erhöhen. Es ist Zeit zum Spielen und Experimentieren.

Frauen benötigen in der Regel mehr körperliches Vorspiel als Männer, um physisch bereit für Sex zu sein. Vor allem Männer denken daher schnell, genug Zeit mit Vorspiel verbracht zu haben, ohne dass dies notwendigerweise der Fall ist.

Bei Frauen muss eine ziemlich große Fläche mit Blut gefüllt werden, damit sie erregt werden. Dazu gehören auch die Vagina, die Schamlippen, die Klitoris und die umliegenden äußeren Bereiche. Daher brauchen viele Frauen ein wenig mehr Zeit, bevor sie ebenso bereit sind und so viel Lust verspüren wie er. Wenn Frauen erregt genug sind, dauert es oft eine entsprechend lange Zeit, bevor die Lust sich wieder legt. Deshalb sind viele Frauen multiorgasmisch und immer noch erregt, auch wenn sie einen oder mehrere Orgasmen hatten.

Die meisten Frauen haben ein reagierendes Erregungsmuster, und zusätzlich benötigt ihre Anatomie Zeit zur Erregung. Bei Männern steigt nicht nur die Erregung schneller, sondern es braucht auch weniger Zeit, bevor sie für Sex rein physisch bereit sind. Wenn er nicht nur näher an der Ziellinie als sie beginnt, sondern auch noch schneller läuft, ist die Wahrscheinlichkeit hoch, dass er zuerst ans Ziel kommt.

„Männer sind wie Feuer, leicht zu entzünden und leicht zu löschen. Frauen sind wie Wasser: Es braucht Zeit, sie bis zum Siedepunkt zu bekommen, aber dort kochen sie lange".

Taoistisches Sprichwort

Erregen Sie Ihren Partner so stark wie möglich

Achten Sie auf die Zeichen, die charakterisieren, dass Ihr Partner besonders erregt ist. Das kann Ihnen wertvolle Informationen darüber liefern, was ihn oder sie anturnt. Wenn es Ihnen gelingt, genügend Vertrauen aufzubauen, dass Ihr Partner es wagt sich zu öffnen, kann es auch sein, dass Ihr Partner mit Ihnen über eventuelle Fetische spricht. Wenn Sie sich wohl damit fühlen, die Fetische Ihres Partners ab und zu in Ihr Sexleben einzubinden, wird Ihnen das vermutlich ein besonders gutes Feedback bescheren.

Spielen Sie mit dem Erregungsmuster Ihres Partners

Sobald Sie herausgefunden haben, was Ihren Partner wirklich heiß macht, können Sie damit spielen. Stellen wir uns zum Beispiel vor, dass Ihr Partner besonders visuell stimulierbar ist. Dann können Sie strategisch platzierte Spiegel benutzen, sich in sexy Unterwäsche kleiden oder zumindest sicherstellen, dass Ihre Haare beim Lecken oder Blasen nicht die Sicht versperren.

Was aber tun Sie, wenn Ihr Partner in erster Linie durch emotionale Nähe erregt wird? Emotionale Nähe dreht sich darum, in der Begegnung mit dem Partner etwas zu fühlen. Anziehung, der geeignete Grad der Nähe, Neugier oder andere positive Emotionen ebnen den Weg der Sexualität. Sie können mehr über die Aktivierung von Emotionen beim Sex im Kapitel „Spannende Variationen" lesen (siehe Seite 83).

Erogene Zonen

Wenn Sie Ihren eigenen Körper erkunden oder jemand anderes Sie berührt, haben Sie vielleicht bemerkt, dass einige Stellen empfindlicher sind als andere. Diese Bereiche werden erogene Zonen genannt. Dort ist die Haut oft dünn oder hat viele Nervenenden und deshalb spüren Sie die Berührungen besonders intensiv.

Erogene Zonen, deren Berührung Sie nicht gewohnt sind, können sowohl besonders empfindlich als auch fast „eingeschlafen" sein. An den besonders sensiblen Stellen kann es sich ein wenig unangenehm oder kitzlig anfühlen, berührt zu werden. Die schlafenden Bereiche wiederum fühlen sich fast „tot" an und brachten bisher bei Berührung fast keine Reaktionen. Typische schlafende erogene Zonen liegen seitlich an der Brust oder an den Brustwarzen bei Männern, während bei Frauen auch bestimmte Punkte in der Vagina dazugehören können.

Hochempfindliche und schlafende Stellen können geweckt werden, indem man sie zuerst sanft stimuliert, am Besten zur gleichen Zeit wie andere erogene Stellen. Es ist am effektivsten, wenn Ihr Partner dies für Sie tut, während Sie nur die Gefühle genießen und spüren. Durch Vorsicht zu Beginn und dem Wechsel zwischen verschiedenen Punkten interpretiert das Gehirn in vielen Fällen die Stimulation dieser Punkte nach und nach auf eine neue Weise. So können Sie die Stimulation auch an diesen Stellen genießen, ohne dass sie zu intensiv ist.

Die meisten haben eine Beziehung zu den bekannteren erogenen Zonen des weiblichen Körpers, aber wenige zu den erogenen Zonen des Mannes. Es ist ein weit verbreiteter Glaube, dass Frauen am ganzen Körper verteilt ein Dutzend erogene Zonen haben, während Männer eine einzige haben: den Penis. Das stimmt aber nicht, auch wenn Männer oft überdurchschnittlich begeistert sind, wenn man sie dort berührt.

Die häufigsten erogenen Zonen:

- Der Mund
- Die Seite des Nackens
- Die Ohrläppchen
- Die Innenseiten der Gelenke (hinterm Knie, die Innenseiten der Ellenbeugen, die Achseln)
- Die Seite der Brust, der Rücken und der Bauch
- Die Pobacken
- Die Vorder-, Rück- und Innenseiten der Oberschenkel
- Sexuellere Stellen wie Brustwarzen, Anus, Hoden und Damm

Wenn Sie sich nicht an alle Punkte erinnern, ist eine gute Faustregel: Je dünner die Haut ist und je näher Sie sich an den Genitalien befinden, desto höher ist die Wahrscheinlichkeit der guten Ansprechbarkeit.

Brüste, Brüste, Brüste

Die Brüste von Frauen können sehr empfindlich sein, aber das variiert von Frau zu Frau und ist auch davon abhängig, wie weit sie im Menstruationszyklus sind. Die Brustwarzen sind am empfindlichsten, aber die gesamte Brust und vor allem die Unterseite kann stimuliert werden. Männer konzentrieren sich am meisten auf die Brustwarzen, aber für die meisten Frauen ist es wichtig, die Aufmerksamkeit auf die ganze Brust zu richten.

Kurz gesagt: Nehmen Sie sich viel Zeit, wenn Sie sich den Brustwarzen nähern und denken Sie daran: Verringern Sie das Tempo, sodass ihr Körper Zeit hat, mehr zu fühlen.

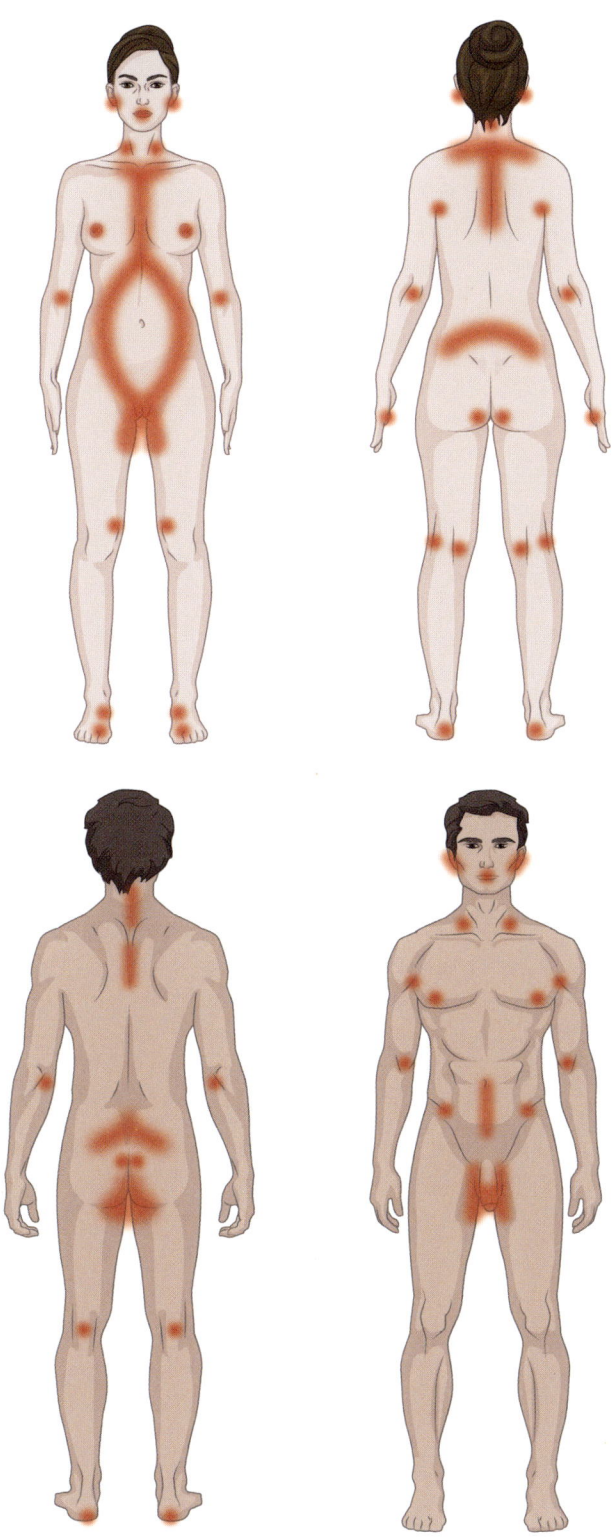

Vorspieltechniken

Beginnen Sie damit herauszufinden, ob es Stellen gibt, bei deren Stimulation ihr Partner besser reagiert als bei anderen. Sie können es vermutlich hören, wenn Sie diese gefunden haben, aber dem Stöhnradar ist nicht ganz zu trauen. Deshalb sollten Sie zwischendurch um Rückmeldungen bitten.

Je ausgefallener die erogenen Zonen sind, desto größer ist die Wahrscheinlichkeit, dass Sie schüchtern sind, diese zu berühren. Die meisten Männer lieben es beispielsweise, wenn man ihren Hals und ihre Brustwarzen liebkost, aber nicht jeder mag es, wenn man seine Hoden krault oder einen Finger in seinen Po steckt.

Die Tankstellentechnik

Wenn Sie diese schlafenden Stellen des Körpers erforschen, ist es von Vorteil, Ihren Partner so stark wie möglich zu erregen und sicherzustellen, dass er/sie so erregt bleibt. Um die Erregung so hoch zu halten ist es ratsam, zunächst Stellen zu stimulieren und zu kitzeln, von denen Sie wissen, dass Ihr Partner gut auf deren Stimulation reagiert. Wir nennen diese Bereiche „Tankstellen". Hier füllen Sie die Erregung durch regelmäßige Stimulation auf.

Während des Vorspiels können Sie Ihre Zeit den Stellen des Körpers widmen, die wenig empfindlich sind, um Sie wieder zu beleben. Füllen Sie die Erregung an einem der Tankstellenpunkte nach einer Weile auf, damit Sie dann bereit sind, mit einem der neuen Punkte zu spielen.

Wo und wie?

Ohren, Hals, Lippen und Brustwarzen können mit den Lippen und der Zunge stimuliert werden, vielleicht leicht gebissen werden. Hier kann man sich langsam herantasten und herausfinden, was Ihr Partner mag.

Die Innenseite der Oberschenkel, die Seite der Brust und der Bauch sind auch spannende Orte für Küsse, oder Sie können die Spitze der Fingernägel oder Fingerspitzen sanft darüber gleiten lassen.

Lassen Sie sich viel Zeit

Wenn Sie eine Frau fragen, was sie mit Vorspiel verbindet, bekommen Sie oft diese Antwort: Küssen, auf den Hals küssen, Kneten und Küssen der Brüste, eine Hand zwischen meinen Beinen, vielleicht ein wenig Oralsex und dann Penetration.

Das muss keineswegs schlecht sein, aber man kann es auch ein wenig aufpeppen, indem man dem Partner das gibt, was er oder sie nicht erwartet. Wenn sich Partner bisher gestresst haben, zum eigentlichen Geschlechtsverkehr zu kommen, können Sie jetzt Ihre Partnerin mindestens so lange erregen, wie Sie selbst erregt sind.

Das WOW-Vorspiel

Nächstes Mal wenn Sie beim Vorspiel sind, sind Sie es, der viel Zeit hat und Ihr Partner soll sehnlichst darauf warten, dass Sie endlich seine Genitalien berühren. Küsse auf den Hals und ihre Brust sind toll, aber wenn Ihr Partner erwartet, dass Sie nun die Brustwarzen kneten oder lecken, gehen Sie wieder hoch und küssen weiter den Mund.

Beim nächsten Mal gehen Sie vielleicht ein wenig weiter nach unten, aber anstatt die Brustwarzen zu küssen, gehen Sie an ihnen vorbei und küssen die Unterseite der Brüste. Und wieder rauf. Vielleicht streifen Sie „versehentlich" die Brustwarze oder eine andere erogene Zone, wenn Sie auf dem Weg nach oben sind. Dies führt normalerweise dazu, dass Ihr Partner ein Kribbeln und Nervenkitzel spürt.

Fahren Sie fort: Bahnen Sie sich Ihren Weg über den Körper und besuchen Sie jeweils eine neue erogene Zone. Statt weiter so nach unten zu wandern, wie viele es gewohnt sind, gehen Sie wieder zurück zu einer erogenen Zone weiter oben am Körper. Dann gehen Sie ein wenig weiter nach unten - und dann wieder rauf, und so weiter. Nehmen Sie sich gut und gern eine halbe Stunde oder mehr, bevor Sie Ihren Partner überhaupt zwischen den Beinen berühren.

Für sie: Erforschen Sie alle seine erogenen Zonen und finden Sie heraus, welche aktiv sind und welche nicht. Speichern Sie die aktiven ab, sodass Sie diese (oder den Penis) als Tankstellen benutzen können.

Setzen Sie sich als Ziel, mindestens zwei seiner schlafenden erogenen Zonen zu wecken. Das kann beim ersten Versuch funktionieren oder Sie können viele Abende damit verbringen zu beobachten, ob sich die Empfindlichkeit verändert. Achten Sie darauf, seine Erregung zwischendurch wieder mit der Tankstellentechnik aufzufüllen.

Für ihn: Nehmen Sie sich viel Zeit beim Vorspiel und geben Sie ihr nicht, was sie gewohnt ist. Gibt es in der Regel 15 Minuten Vorspiel, sollten Sie jetzt mindestens 40 Minuten damit verbringen. Reduzieren Sie das Tempo, bewegen Sie sich langsam und anhand der Prinzipien des WOW-Vorspiels.

Wenn sie Sie bittet, weiter zu gehen, können Sie selbst entscheiden, ob Sie sie weiter ärgern oder ihr das geben, was Sie sich wünscht.

~02

Effektive Techniken

Entdecken Sie die Positionen und kleinen Techniken, die das Vergnügen vor, während und nach dem Geschlechtsverkehr verstärken. Lernen Sie, wie Sie Ihre Finger und Ihren Mund einsetzen, um Ihre Sexualität auf ein ganz neues Niveau zu heben.

Das Wichtigste zuerst:

Es gibt keine universelle Technik, die garantiert bei allen funktioniert. Wenn jemand versucht, Sie vom Gegenteil zu überzeugen, probiert er vermutlich, Ihnen etwas zu verkaufen. Jede Person hat ihr eigenes Erregungs- und Orgasmusmuster, das so individuell und einzigartig ist wie ein Fingerabdruck.

In diesem Kapitel lernen Sie Techniken, die die größte Wahrscheinlichkeit zum Erfolg bieten. Die „Arbeit" auszutesten, welche Techniken am besten zu Ihnen und Ihrer Partnerin passen, ist hoffentlich eine recht angenehme Angelegenheit.

Nehmen Sie sich Zeit, die verschiedenen Techniken auszuprobieren. Wenn eine von ihnen für Sie oder Ihren Partner nicht funktioniert, gehen Sie weiter zur nächsten. Sind Sie Single, können Sie die Techniken mit verschiedenen Partnern austesten.

Nichts steht dem im Wege, gleichzeitig selbst genussorientiert zu sein und spannende und effektive Techniken zur Erhöhung des Genusses beim anderen anzuwenden. Es setzt jedoch voraus, dass der Fokus darauf liegt, eine schöne Zeit miteinander zu verbringen und nicht um jeden Preis ein bestimmtes Ziel zu erreichen.

▼

Fingerspiele bei ihr

Die Finger und die Zunge sind Ihre besten Werkzeuge, um eine Frau zum Kommen zu bringen.

Finden Sie heraus, was sie mag

Was einen Orgasmus fördert, variiert von Frau zu Frau. Der Einfachheit halber unterscheiden wir zwei grundsätzliche Arten zu kommen. Die meisten sprechen auf beides gut an, bevorzugen aber ihr Lieblingsmuster.

- **Vaginaltechnik und vaginaler Orgasmus:**
  Hier ist es der vaginale Reiz, der die meiste Freude bereitet. Die Orgasmen passieren am leichtesten beim Geschlechtsverkehr oder durch Stimulation mit den Fingern auf Punkte, die sich ein wenig tiefer in der Scheide befinden.

- **Kitzlertechnik und klitoraler Orgasmus:**
  Hier ist es die Klitoris, die stark reagiert und am meisten Genuss bereitet. Bei diesem Orgasmusmuster kommt man leichter durch Stimulation der Klitoris als durch bloßen Geschlechtsverkehr.

In diesem Kapitel diskutieren wir die besten Möglichkeiten, die Klitoris zu stimulieren. Im Kapitel über spannende Variationen lernen Sie, die Punkte tiefer in der Vagina zu stimulieren.

Stimulation der Klitoris

Um sie besser zu verstehen, stellen Sie sich die Klitoris wie einen Penis vor. Sie besteht aus einem Schaft, einer Kappe (analog zur Vorhaut) und einem Kopf. Ist sie erregt, schwillt die Klitoris an und der Kopf schaut in vielen Fällen unter der Haube hervor.

Der Klitoriskopf ist mindestens so empfindlich wie die Eichel und genau wie bei Männern variiert die Empfindlichkeit dieses Bereichs von Frau zu Frau. Einige können die direkte Stimulation des Klitoriskopfes kaum aushalten, während andere stärkere Stimulation benötigen, bevor sie überhaupt etwas spüren. Die meisten liegen irgendwo in der Mitte des Spektrums.

Bis das Gegenteil bewiesen ist, kann es ratsam sein anzunehmen, dass sich alle Frauen im empfindlichsten Teil der Skala befinden. Es ist besser, zu vorsichtig zu sein als zu grob. Jedenfalls sollten Sie immer für ausreichend Feuchtigkeit sorgen. Diese kann von ihr, der Zunge oder Gleitmittel kommen.

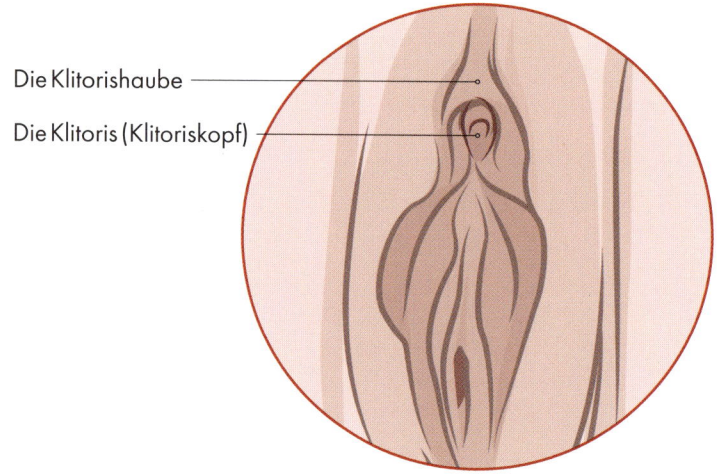

Die Klitorishaube

Die Klitoris (Klitoriskopf)

Indirekte und direkte Reize

Indirekte Stimulation der Klitoris meint, dass Sie die Klitoris nicht direkt am Kopf berühren. Das kann zum Beispiel bedeuten, dass Sie sie durch die Hose oder durch ein Hin- und Herbewegen der Schamlippen über der Klitoris stimulieren. Direkte Stimulation der Klitoris bedeutet, dass die Klitoris direkt durch Zunge oder Finger berührt wird.

Die allgemeine Regel lautet, indirekte Techniken zu verwenden, um sie zu erregen oder wenn sie extrem empfindlich ist, und direktere Techniken anzuwenden, wenn Sie sich in Richtung Orgasmus bewegen wollen. Probieren Sie es aus, um herauszufinden, was am besten für sie funktioniert.

Die Auf-und-ab-Technik

Beginnen Sie, in dem Sie die Zeige- und Mittelfinger auf der Oberseite oder der Seite der Klitorishaube platzieren. Bewegen Sie Ihre Finger nach oben und unten, sodass die Haube über die Klitoris gezogen wird. Bedienen Sie sich rhythmischer, sanfter und subtiler Bewegungen. Geben Sie ihr Zeit zu reagieren und machen Sie anfangs nur langsame Bewegungen. Seien Sie geduldig - es kann oft einige Zeit dauern, bevor wirklich etwas passiert.

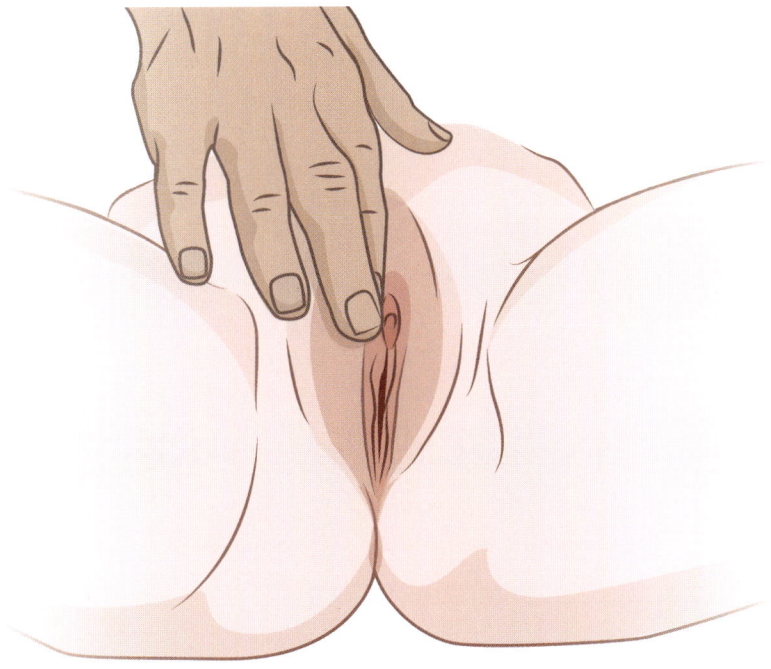

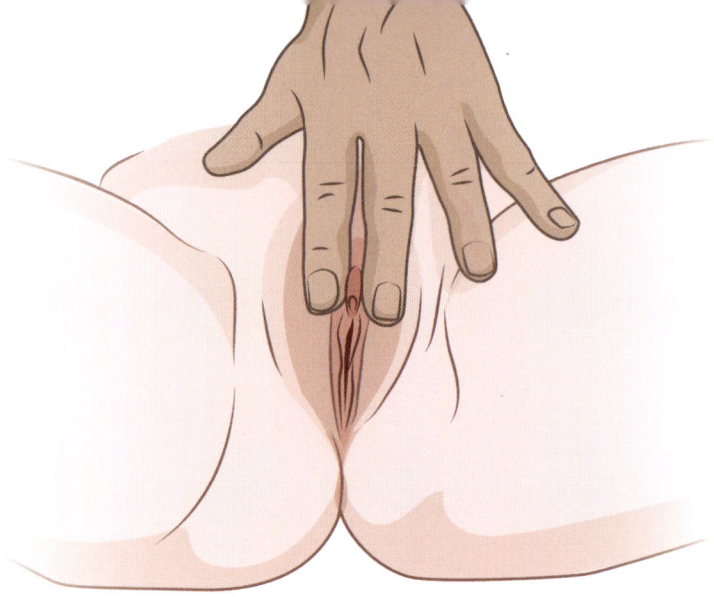

Klitoris-Fangtechnik

Diese Technik basiert auf direkterem Kontakt mit der Klitoris, als die Auf-und Ab-Technik und eignet sich daher für Frauen, für die das angenehm ist. Positionieren Sie sich so, dass Sie die Hand über der Klitoris liegen haben und mit den Fingern nach oben oder unten zeigen. „Fangen" Sie die Klitoris zwischen Ihrem Mittel- und Zeigefinger und bewegen Sie Ihre Finger in kleinen Kreisen. Achten Sie darauf, nicht grob zu sein, beginnen Sie sanft und bitten Sie um Feedback, bevor Sie Ihre Bewegungen verstärken.

TIPP: *Legen Sie die Handfläche der anderen Hand auf den weichen Bereich oberhalb der Klitoris, der Venushügel genannt wird, sodass Ihre Fingerspitzen die „Beule" auf der Oberseite des Schambeins niederdrücken können. Pressen Sie sanft und rhythmisch auf und ab. Das kann zusätzlich Nervenenden stimulieren und ihr Vergnügen erhöhen.*

Twisting-Technik

Ähnlich wie die Klitoris-Fangtechnik ist dies eine etwas direktere Stimulationsmethode als die Auf- und Ab-Technik. Setzen Sie den Daumen und Zeigefinger jeweils an eine Seite der Klitorishaube, und zwirbeln Sie sie hin und her. Die Bewegung sollte der ähneln, bei der man einen Bleistift oder einen Kugelschreiber zwischen den Fingern rollt. Denken Sie daran, sehr sanft zu starten und kleine Bewegungen zu machen.

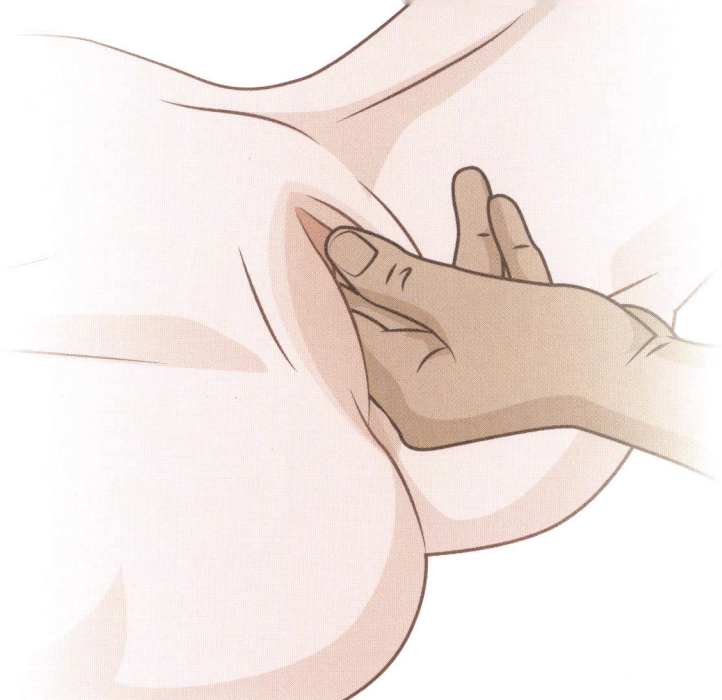

Daumen hoch

Diese Technik ist genau so einfach wie auch genial. Führen Sie zwei Finger in die Vagina ein, gern den Zeige- und Mittelfinger. Lassen Sie Ihre Handfläche mit dem Daumen nach oben zeigen, und stimulieren Sie Ihre Klitoris mit dem Daumen. Dies sollten Sie nur in Situationen anwenden, in denen sie schon ausreichend erregt ist. Für einige Frauen kann diese Technik zu direkt sein, also probieren Sie sie erstmal und sprechen Sie mit ihr.

TIPP: *Während Sie die Klitoris stimulieren, können Sie Ihre Finger in der Vagina dazu benutzen, Ihren G- oder A-Punkt zu stimulieren. Lesen Sie mehr darüber ab Seite 89.*

Die Daumen-Technik

Sie liegt auf dem Bauch und Sie haben Ihren Daumen in ihr. Bewegen Sie die Hand hin und her, sodass sich der Daumen in der Vagina von Seite zu Seite statt rein und raus bewegt. An der vorderen und hinteren Scheidenwand wird Druck auf den G-Punkt ausgeübt. Verwenden Sie auf der Klitoris den Mittel- und Zeigefinger oder Mittel- und Ringfinger gleichzeitig.

Zungenspiele bei ihr

Eine Kombination aus Oralsex, Fingerarbeit und Küssen ist als „goldenes Trio" bekannt. Mehr als 80 Prozent der Frauen können auf diese Weise kommen. Oral befriedigt zu werden ist auch die sexuelle Aktivität, die den meisten am besten gefällt.

Wärmen Sie sie gut auf

Beginnen Sie immer mit einer weichen und ruhigen Zunge und warten Sie damit, direkt die Klitoris zu berühren. Setzen Sie stattdessen ein langes, langsames Lecken entlang der Schamlippen ein, wo man die Klitoris kaum streift, um sie richtig in Fahrt zu bekommen. Vermeiden Sie unter allen Umständen eine scharfe, angespannte Zunge am Anfang. Eine spitze Zunge auf einer Klitoris, die noch nicht bereit war, kann das Ende des Oralsex bedeuten.

Positionieren Sie sich so, dass Sie durch die Nase atmen können

Wenn Sie den Kopf zwischendurch zum Atmen anheben müssen während Sie Oralsex geben, stoppt die Stimulation jedes Mal wenn Sie einen tiefen Atemzug nehmen. Das macht es der Frau schwerer, zu genießen. Positionieren Sie sich deshalb so, dass Sie durch die Nase atmen können.

Necken, um die Erregung zu steigern

Schenken Sie der Klitoris allmählich mehr Aufmerksamkeit. Beginnen Sie sanft und lassen Sie die Erregung durch indirekte Reize steigen vor dem direkten Kontakt. In der Erregungsphase ist eine spielerische und weiche Zunge die richtige Wahl.

Stimulationstechniken:

1. Saugen Sie an der Klitoris und setzen Sie gleichzeitig die Zunge ein. Der Sog allein kann eine zu geringe Stimulation sein.

2. Drücken Sie Ihre Zunge sanft gegen die Klitoris und lassen Sie sie dort einige Sekunden lang ruhen, bevor Sie mit sanften Bewegungen fortfahren. Pausen der Berührungen können die Erregung steigern, solange sie nicht zu lang sind.

3. Eis-Schlecken: Gehen Sie mit einer entspannten, weichen Zunge vor. Beginnen Sie an der Unterseite der Scheidenöffnung und lecken Sie langsam und ruhig den ganzen Weg nach oben.

4. Als Erweiterung der vorherigen Technik können Sie den hinteren Teil der Zunge benutzen und ihn sanft nach unten gleiten lassen, wenn Sie wieder nach unten gehen.

5. Weiche Kreise: Setzen Sie eine weiche und entspannte Zunge in der gleichen Weise wie bei Technik 3 und 4 ein, und lassen Sie sie in großen Kreisen um die Klitoris gleiten. Berühren Sie die Klitoris nicht direkt, sondern bleiben Sie ganz in ihrer Nähe, sodass sie indirekt stimuliert wird.

6. Seien Sie spielerisch und achten Sie darauf, wie sie worauf reagiert. Fehlt Ihnen ein wenig Inspiration? Da es hier darum geht, sie zu necken und zu erregen, können Sie gern die Klein- und Großbuchstaben des ganzen Alphabets nachzeichnen. Ian Kerner behauptet in *She comes first*, dass viele Frauen auf das kleine „i" und das große „F" schwören.

Techniken kombinieren

Nach der Neckphase ist es an der Zeit, den Orgasmusaufbau zu beginnen. Der Trick ist, einen stetigen Rhythmus zu halten. Auch hier ist die weiche, entspannte Zunge für die meisten Frauen der wirksamste Trick. Sie können mit einer spitzeren Zunge experimentieren, denken Sie aber daran, auf Rückmeldungen zu reagieren.

Stimulationstechniken, die Sie ausprobieren können:

- Versuchen Sie, die entspannte, weiche Zunge rhythmisch nach oben und unten über die Klitoris zu bewegen. Wenn Sie wissen, dass sie ein wenig mehr Reiz benötigt, können Sie auch versuchen, die Zunge ein bisschen mehr anzuspannen.

- Drücken Sie Ihre Zunge stärker zur Klitoris und haben Sie ständigen Kontakt mit ihr, während sich Ihre Zunge vor- und zurück- und hin- und herbewegt. Nun geben Sie ihr konstante Berührung mit Ihrer Zunge, während sie die Reibung spürt, die durch die Bewegung entsteht. Bitten Sie um Rückmeldung und versuchen Sie zu bemerken, wenn ihr Körper einen Rhythmus vorgibt, den Sie imitieren können.

- Umkreisen Sie die Klitoris mit der Zungenspitze. Beginnen Sie mit der weichen Zunge und wie bei Schritt 1 beschrieben, können Sie sie versteifen, während Sie auf Reaktionen warten.

Kombinieren Sie Oralsex mit einer gleichzeitigen Stimulation mehrerer erogener Zonen für einen zusätzlichen Effekt und wenden beispielsweise die Fingertechniken an, die wir im Kapitel „Spannende Variationen" besprechen.

Wenn etwas gut funktioniert: Machen Sie weiter

Musik im Hintergrund, eine Position, die für sie bequem ist und ein langfristiger Partner, der beim Sex „Ich liebe dich" sagt, erhöhen die Chance, für einen weiblichen Orgasmus. Hier sind einige zusätzliche Tricks, die Sie nutzen können, um sie zum Kommen zu bringen.

- Machen Sie genau so weiter. Viele Männer mögen eine Temposteigerung bei der Annäherung an den Orgasmus, aber das gilt nicht unbedingt für Frauen.

- Wechseln Sie die Technik nicht. Machen Sie mit dem, was funktioniert hat, weiter - es sei denn, sie gibt Ihnen andere Anweisungen.

- Stimulieren Sie während des ganzen Orgasmus weiter, aber denken Sie daran, dass es nach einem klitoralen Orgasmus normal ist, dass die Klitoris überempfindlich ist. Stoppen Sie daher, sobald sie Unwohlsein äußert oder sagt, dass sie zufrieden ist.

Handspiele bei ihm

Gute Stimulation mit der Hand kann sich so intensiv wie ein Blowjob anfühlen, wenn man sie richtig ausführt. Das kann dazu beitragen, mehr zu variieren und es spannender für ihn zu machen. Denken Sie daran, dass alle Menschen verschieden sind, aber die Wahrscheinlichkeit ist hoch, dass Sie mindestens einen neuen Favoriten bei den Techniken finden, die Sie im Begriff sind zu lesen.

Alle Techniken, bei denen die Eichel direkt beteiligt ist, funktionieren am besten, wenn Sie für viel Feuchtigkeit sorgen. In gleicher Weise wie bei der Klitoris kann sich direkte Berührung ohne genügend Feuchtigkeit schmerzhaft und unangenehm anfühlen. Starten Sie langsam und steigern Sie schrittweise die Stimulation.

Um das Beste für ihn rauszuholen, ist es wichtig die Teile des Penis zu kennen, die am empfindlichsten sind.

- Die Eichel ist die empfindlichste Stelle des Penis. Sie ist es also, die Sie stimulieren sollten - zumindest, wenn er zum Orgasmus kommen soll.
- Der Schaft ist bei den meisten Männern nicht sehr empfindlich.
- Sowohl die Hoden als auch der hintere Bereich (Perineum) sind empfindlich. Bei einigen Männern kann dieses Areal fast zu empfindlich sein - das gilt es natürlich zu respektieren.

Der häufigste „Fehler" bei Handjobs ist, einfach in der Mitte des Schaftes zu greifen und die Hand nur auf- und abzubewegen. Es kann spannend sein, wenn Sie Ihre Hand dort haben, aber Sie geben ihm ein viel intensiveres Gefühl, wenn Sie ihn stattdessen stimulieren, wo es sich am erregendsten anfühlt.

Die Grundtechnik

Beginnen Sie mit Daumen und Zeigefinger knapp unter dem Kranz unter der Eichel des Penis oder dem Dreieck, das die Vorhaut mit der Eichel verbindet, und bewegen Sie die Hand nach oben über die Eichel. Wenn er unbeschnitten ist, ziehen Sie also die Vorhaut hoch und runter. Bewegen Sie dann die Hand wieder nach unten, und machen Sie mit rhythmischen Auf- und Abbewegungen weiter. Sollten Sie in direktem Kontakt mit der Eichel sein, sollten Sie langsam beginnen und vorzugsweise sicherstellen, dass eine Menge Feuchtigkeit vorhanden ist.

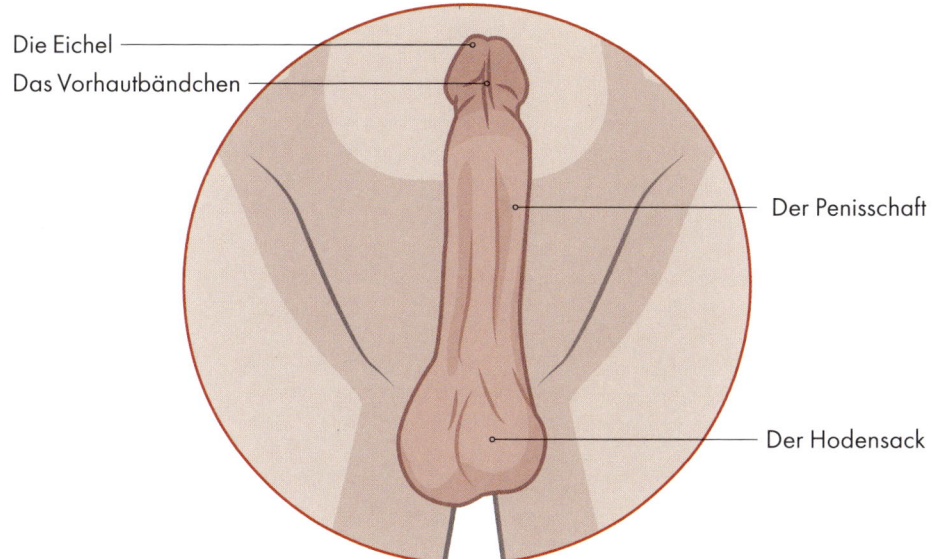

Die Eichel

Das Vorhautbändchen

Der Penisschaft

Der Hodensack

Daumen-hoch-Daumen-runter-Technik

Greifen Sie vorsichtig rund um die Wurzel des Penis mit dem Daumen nach unten zeigend, also mit der verkehrten Hand. Lassen Sie Ihre Hand nach oben gleiten und drehen Sie sie über der Eichel um. Nun zeigt Ihre Hand mit dem Daumen nach oben. Lassen Sie Ihre Hand mit dem nach oben zeigenden Daumen den Schaft nach unten gleiten. Wiederholen Sie die Bewegung mit der anderen Hand.

Wenn Sie zur Eichel kommen, können Sie gerne eine kleine Drehung einbauen oder den Daumen vorsichtig über die Eichel ziehen, solange alles feucht genug ist.

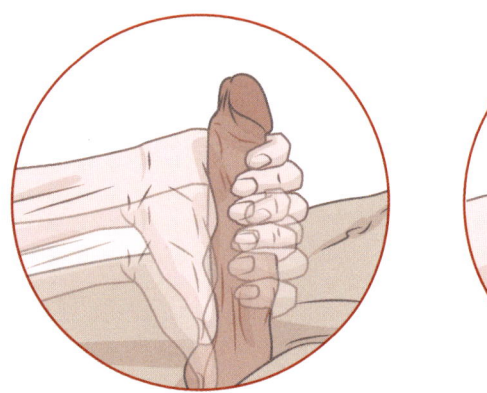 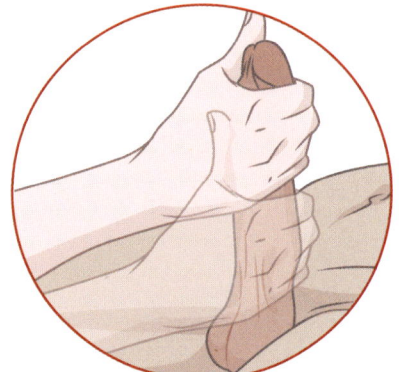

Die Zitronen-Technik

Wenn Sie jemals Saft einer halben Orange oder Zitrone in einer Handpresse gepresst haben, kennen Sie die grundlegende Technik. Der Unterschied ist, dass Sie nun viel sanfter sein müssen. Die Eichel wird in der Handfläche platziert, während Sie die Hand hin- und herdrehen. Schließen Sie Ihre Finger entlang der Länge des Schaftes. Sie können die Fingerkuppen auch für eine sanfte Massage rund um den Schaft benutzen oder mit der anderen Hand den Schaft stimulieren.

Die Dusch-Technik

Stehen Sie aufrecht vor dem Mann (gern in der Dusche). Flechten Sie Ihre Finger ineinander mit den Handflächen beider Hände nach oben zeigend. Legen Sie dann die Hände um den Penis. Die Daumen werden so an der Oberseite des Penis überkreuzt, und die Eichel liegt zwischen Ihren Handflächen und Daumenwurzeln. Achten Sie darauf, dass Ihre Hände den Penis dicht umschließen und bewegen Sie Ihre Hände so auf und ab, dass die Eichel aus Ihren Händen rein- und rausrutscht. Alternativ können Sie ruhig halten, während er Stoßbewegungen macht. Mit genügend Gleitmittel und unter richtiger Ausführung fühlt sich diese Technik sehr angenehm an. Verwenden Sie unter der Dusche silikonbasiertes Gleitmittel, um zu verhindern, dass es weggespült wird.

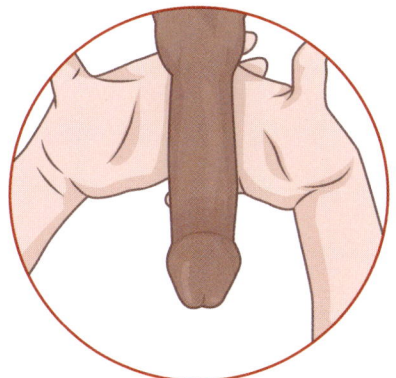 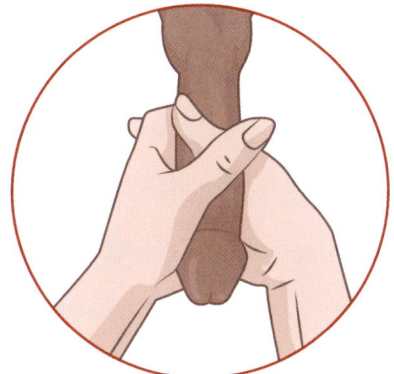

Die Korbflechttechnik

Legen Sie Ihre Hände so um den Penis, dass die Daumen nach oben zeigen und die Eichel zwischen den Daumen und dem Zeigefinger herausschaut. Kreuzen Sie die Daumen um die Eichel, und bewegen Sie Ihre Hände rhythmisch auf und ab. Mit viel Gleitmittel haben Sie so die Möglichkeit, ihm ein anderes Gefühl zu geben, als er in der Regel erfährt. Wenn Sie hier einen zusätzlichen Twist hinzufügen möchten, können Sie dies tun: Drehen Sie Ihre Hände wenn Sie in der oberen Position sind, um die Eichel noch stärker zu stimulieren.

Mundspiele bei ihm

Blowjobs oder Oralsex, auf gut Deutsch „Blasen"
genannt, kann grundsätzlich in zwei Phasen eingeteilt
werden: In der ersten reizt, erregt und peitscht man
hoch, sodass er so erregt wie möglich wird. Die zweite
Phase ist darauf ausgerichtet, dass er kommt.

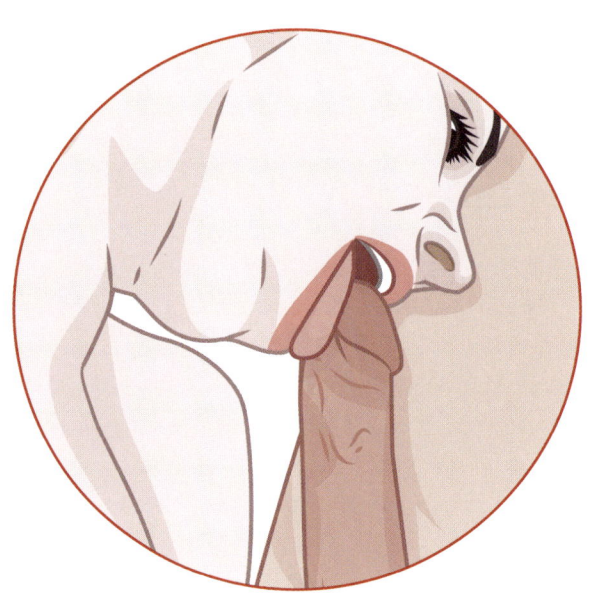

Phase 1: Reizphase

Manchmal dauert die Reizphase nur ein paar Sekunden, manchmal mehrere Stunden. Es gibt viele Frauen da draußen, die darauf schwören, den Mann festzubinden und ihn mit der Zunge stundenlang zu necken, bevor sie ihn kommen lassen. Ein anderes Mal wünscht man sich vielleicht einen Quickie. Die Möglichkeiten sind vielfältig. Unberechenbarkeit, sowohl in Bezug auf das weitere Vorgehen und die Dauer der beiden Phasen ist wichtig, um Sex spannend zu halten. Für Männer ist Unberechenbarkeit oft wichtiger als für Frauen.

Egal, wie lange Sie in der Reizphase sind, es ist immer wichtig zu zeigen, dass Sie das, was Sie da tun, gerne machen. Das entspannt ihn. Viele Männer finden es erregend zu merken, dass die Partnerin begeistert ist von dem, was sie tut.

Denken Sie an das Vorspiel und variieren Sie es von Mal zu Mal

In der Reizphase können Sie Ihre ganze Aufmerksamkeit auf ihn und all seine erogenen Zonen lenken. Viele Männer wissen es besonders zu schätzen, wenn Sie sich Zeit für ihre Brustwarzen, Oberschenkel und möglicherweise auch die Hoden nehmen, bevor Sie sich dem Penis widmen. In dieser Phase ist es wichtig, dass Sie auf Reaktionen achten, sodass Sie ihre Berührungen bestmöglich anpassen können. Denken Sie daran, von Zeit zu Zeit den Ablauf zu ändern. Dadurch wird verhindert, dass alles zu vorhersehbar wird.

Variieren Sie auf eine spielerische Art und Weise zwischen den verschiedenen Techniken

In der Reizphase ist Verspieltheit das Zauberwort. Variieren Sie daher zwischen den verschiedenen Techniken und merken Sie sich, auf welche Berührungen und Bewegungen er am stärksten reagiert. Anschließend können Sie die Favoriten kombinieren, wenn es dann Zeit ist zu kommen. Ihre Zunge kann unterschiedliche Gefühle erzeugen, je nachdem, ob Sie die weiche Unterseite, die Zungenspitze oder die entspannte Hinterseite der Zunge einsetzen. Das ist der Ausgangspunkt für die Stimulationstechniken auf den nächsten Seiten.

Stimulationstechniken:

- Eisschlecken, bei dem Sie Ihre Zunge den ganzen Weg nach oben gleiten lassen.
- Bewegen und rotieren Sie Ihre steifere Zunge gegen das Dreieck unter der Eichel. Dies kann für ihn sehr intensiv sein.
- Rotieren Sie Ihre weiche, entspannte Zunge an diesem Dreieck.
- Lassen Sie Ihre Zunge um den Rand der Eichel ziehen. Sie wählen, ob die Zunge weich oder hart sein soll.
- Reiben Sie die Eichel an Ihren Lippen, gegen die Unterseite Ihrer Zunge oder die Innenseite der Wange.
- Setzen Sie die Techniken der Stimulationsphase von Zeit zu Zeit ein, sodass er weiß, worauf er sich freuen kann.

Stimulieren Sie mehrere erogene Zonen gleichzeitig

Während des Oralsex können Sie sich so positionieren, dass Sie eine Hand auf dem Penis haben und die andere sich den erogenen Zonen seines Körpers widmet. Wenn Sie Lust darauf haben und er sauber genug ist, können Sie die Hoden ins Spiel bringen - entweder durch Lecken oder indem Sie sie in den Mund nehmen und an ihnen saugen.

Phase 2: Stimulationsphase

In der Stimulationsphase ist das Ziel, ihm so viel Genuss wie möglich auf dem Weg zum Orgasmus zu bereiten. Hier ist es wichtig, ihn rhythmisch zu stimulieren und sicherzustellen, dass Ihre Hände die Erfahrung intensivieren: Der Mund und die Hände arbeiten rhythmisch zusammen. Dies bedeutet, dass Sie eine Hand auf dem Penis haben. Achten Sie darauf, einen mäßig festen Griff zu verwenden, und fragen Sie nach Rückmeldungen. Die meisten Männer bevorzugen einen weniger harten Griff als Frauen in der Regel vermuten. Bitten Sie ihn auch, Ihnen zu sagen, wenn Sie etwas machen, das sich besonders gut anfühlt. In dieser Phase ist es wichtig, dass er kontinuierlich und ohne Verzögerung stimuliert wird, vor allem, wenn er durch Oralsex nicht leicht zum Orgasmus kommt.

Stimulieren Sie die sensibelsten Bereiche des Penis

Der Schlüssel, einen Mann beim Oralsex zum Orgasmus zu bringen, liegt in kontinuierlicher Stimulation und Kontakt mit dem Penis. Genau hier sind Ihre Anatomiekenntnisse wirklich nützlich. Der beste Oralsex kann in der Regel gegeben werden, wenn man sich so positioniert, dass die Zunge an der empfindlichen Unterseite des Penis liegt. So kann die Zunge am besten das Vorhautbändchen, das Dreieck zwischen dem Bändchen und der Eichel und die Eichel selbst stimulieren.

Imitieren Sie mit dem Mund eine Vagina

Das Wichtigste beim Oralsex ist, für ausreichend Feuchtigkeit zu sorgen. Je feuchter es wird, desto herrlicher wird es für ihn sein. Bedecken Sie Ihre Zähne gut mit den Lippen, sodass sie nicht gefährlich werden. Wenn der Penis in den Mund geht, ist es wichtig, ein Vakuum zu erzeugen, in das er ein wenig eingesaugt wird. Es fühlt sich für ihn am besten an, wenn der Mund den Penis fest umschließt, deshalb müssen Sie fest genug saugen, um zusätzlich Reibung mit der Zunge hinzubekommen. Halten Sie zwischendurch Blickkontakt.

Twisttechnik und aktive Zunge

Legen Sie eine Hand an die Unterseite des Penis. Anstatt sie nur nach oben und unten zu bewegen, erzielen Sie einen besseren Effekt, wenn Sie auf eine leichte Drehung des Handgelenks setzen. Sie sollen die Vorhaut natürlich nicht herumdrehen, aber mit genügend Feuchtigkeit kann ein Twist ein effektiver Weg sein, das Gefühl zu verstärken. Wenn Sie mit dem Mund am Penis nach oben und unten gehen, arbeiten Hand und Mund im selben Takt. Achten Sie darauf, die Zunge aktiv einzusetzen. Lassen Sie sie nicht wie einen toten Fisch im Mund liegen, sondern bewegen Sie sie, während Sie mit ihm spielen. Wenn Sie Ihren Mund zur Eichel bewegen, können Sie Ihre Zunge um die Eichel oder das Dreieck kreisen lassen, je nachdem, worauf er am besten reagiert.

Ändern Sie die Technik und vermeiden Sie Pausen

Benötigen Sie Pausen, ist es ratsam, ihn auf eine Weise zu stimulieren, die weniger anstrengend ist, anstatt vollständig aufzuhören. So erholen Sie sich in der Regel wieder, ohne vollständig aufzuhören. Ihre Hände können weitermachen, wenn Sie müde werden. Das Ziel ist es, eine möglichst kontinuierliche Stimulation des Penis zu erreichen. Hier macht Übung wirklich den Meister, und man wird schnell ausdauernder.

Der Start-und-Stopp-Trick

Eine tolle Technik, die Begeisterung vermittelt, den Orgasmus intensiviert und bei ihm Kontrolle über die Ejakulation aufbaut, ist der Start-und-Stopp-Trick: Nehmen Sie sich in beiden Phasen Zeit und bringen Sie ihn fünf- oder sechsmal an den Rand des Orgasmus, bevor Sie ihn kommen lassen. Dann wird der Orgasmus intensiver als wenn er gleich beim ersten Mal kommt. Bitten Sie ihn, Bescheid zu sagen, wenn er nahe dran ist, und unterbrechen Sie die Stimulation. Mit ein bisschen Training wird er besser darin, den Orgasmus vorherzusagen, was ihm mehr Kontrolle über seinen Orgasmus verschafft. Wenn es „schiefgeht" und er doch gleich kommt, ist es wichtig, dass Sie die Stimulation während des Orgasmus fortsetzen.

Schlucken oder nicht schlucken, *das* ist hier die Frage

Verschiedene Männer unterscheiden sich hier wie in allen Dingen und Einstellungen voneinander, aber für die meisten ist es wichtig, dass Sie den Penis nicht loslassen, wenn er kommt. Solange Sie die Stimulation während des Orgasmus fortsetzen, ist es für die meisten Männer nicht wichtig, was mit dem Sperma passiert.

Positionen, Stellungen und Stoßtechniken

Die Variationen sexueller Positionen sind nahezu endlos. Nur Ihre Fantasie und die Physik setzen hier Grenzen. In diesem Kapitel finden Sie Techniken, die Ihnen erlauben zu experimentieren und zu verbessern, was bereits gut funktioniert.

Es gibt Hunderte von sexuellen Positionen. Der Unterschied zwischen ihnen ist oft minimal und dreht sich um kleine Unterschiede von Arm- und Beinbewegungen oder dem Winkel des Beckens.

Diejenigen, die sich jemals mehr als zwei Minuten eines Pornos angesehen haben wissen, dass die Positionen, die hier verwendet werden, so konzipiert sind, dass man alles genauestens sieht. Sie werden aber nicht gewählt, um Lust zu bringen. Die Hände kommen im Porno selten zum Einsatz, da sie die Kamera blockieren. In der realen Welt haben die Hände eine wichtige Aufgabe: Sie werden eingesetzt, um sinnliche Berührungen zu geben, die Lusterfahrung zu steigern und nicht zuletzt die Klitoris zu stimulieren. Statt Positionen aus pornografischem Material zu wählen, ist es wichtig, dass Sie und Ihr Partner Stellungen wählen, die zu Ihnen passen.

Kriterien bei der Stellungswahl

Konzentrieren Sie sich bei Ihrer Wahl auf Intimität, darauf, wie der Penis eindringt und wie sexy und bequem Sie die Position finden. Es gibt unzählige sexuelle Positionen, aber die, die der Mehrheit gefallen, sind die, die sich angenehm anfühlen und nicht zu akrobatisch sind. Sie müssen das Kamasutra nicht auswendig können oder in der Lage sein, die Beine hinter die Ohren zu führen.

Das Wichtigste bei der Stellungswahl ist, dass diese sich in dem Moment richtig anfühlt. Darüber hinaus kann es sinnvoll sein, im Auge zu behalten, wie die Position in der Hitze des Gefechts funktioniert. Schließlich kann man darüber nachdenken, welche Stellungen am besten den Orgasmus unterstützen. Wenn sie klitorale Stimulation benötigt, sollten Sie Positionen wählen, in denen die Klitoris angeregt wird. Das kann entweder mit den Fingern durch Stimulation oder in der Stellung selbst geschehen. Die vermutlich effektivste Position mit Stimulation der Klitoris ist die CAT (Coital Alignment Technique).

Vakuum

Denken Sie an das Vakuum, wenn Sie Positionen in Betracht ziehen. Das mag seltsam klingen, aber bei jedem Stoß wird ein wenig Vakuum in ihr aufgebaut, was ihre Vaginawände härter gegen Penis presst und verursacht, dass beide mehr Lust empfinden. Wenn Sie sich aus ihr ziehen, verlieren Sie dieses Vakuum und der Wiederaufbau muss wieder von vorn anfangen. Stellen Sie daher sicher, dass Sie sich nicht ständig herausziehen. Wenn Sie Positionen wechseln, ist es am besten, wenn Sie es ohne vollständiges Zurückziehen versuchen.

Stellungen

Die meisten sexuellen Stellungen sind Variationen der wenigen Grundpositionen: Von hinten, sich ansehend und die Reiterstellung, in der sie oben ist.

Missionarsstellung

Das Einfachste ist oft das Beste und mit ein bisschen Hintergrundwissen wird die Missionarsstellung nie mehr langweilig sein für Sie.

Sie liegt mit gespreizten Beinen auf dem Rücken und er ist über ihr. Dies ist eine der häufigsten Positionen, wenn nicht die häufigste und viele Paare genießen sie sehr. Immer mehr Frauen berichten, dass sie das Gewicht des Mannes über sich genießen und dass diese für sie eine der intimsten Positionen darstellt.

TIPP: *Ihre Beine können angehoben werden und auf seinen Schultern ruhen. Diese ist unter anderem eine Position, die Männer mit kurzem Penis anwenden können, um ihr mehr Stimulation zu geben. Männer mit sehr langem Penis sollten vorsichtig sein, da der Penis dann sehr tief in die Scheide eindringt und möglicherweise den Gebärmutterhals trifft, was für sie unangenehm sein kann.*

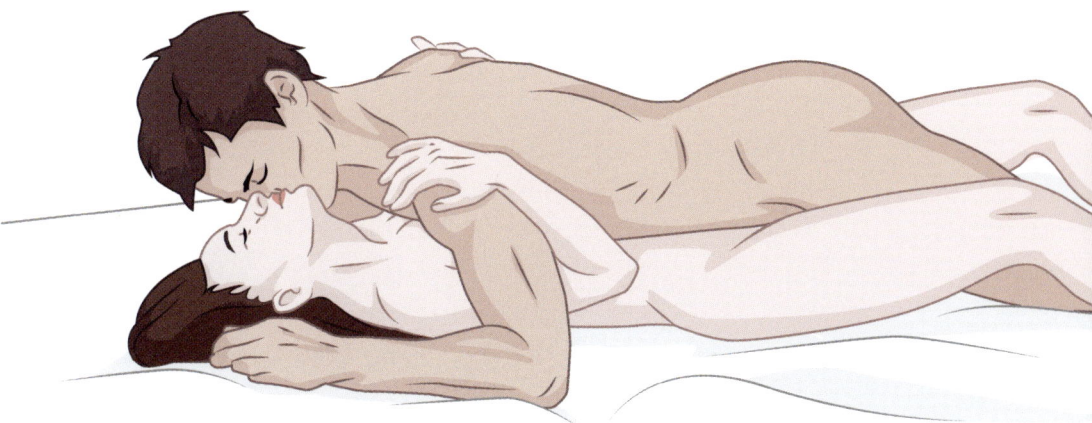

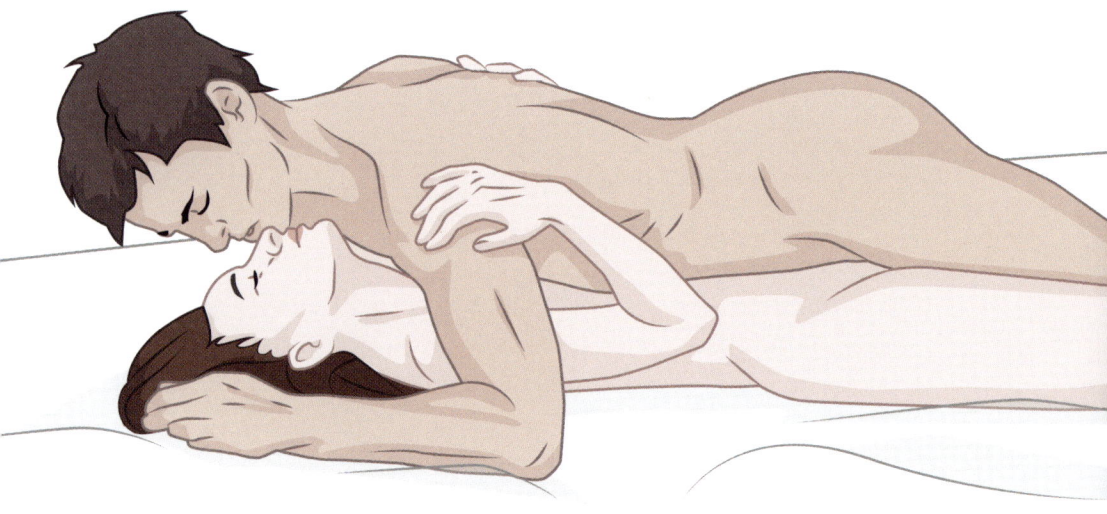

CAT

Diese Position ist in erster Linie dadurch charakterisiert, dass die Wurzel des Penis die Klitoris stimuliert. Sie ist eine Variation der Missionarsstellung, enthält aber einen Twist: Sie drückt ihre Beine mehr zusammen als üblich und wenn er in sie eindringt, soll er sich so weit nach oben auf ihrem Körper bewegen (zum Kopf), wie er es schafft, ohne sie zu verletzen. Somit sind beide Becken parallel. Wenn man richtig positioniert ist, entsteht eine Reibung an der Klitoris.

Es ist normal, dass der Penis in dieser Stellung von Zeit zu Zeit herausrutscht. Das kommt entweder von einer falschen Positionierung oder einer ungünstigen Stoßtechnik. Um die Reibung gegen die Klitoris beizubehalten, sollte er nicht das übliche rein-und-raus-Stoßen fortsetzen. Stattdessen sollte er ruhig waagerecht auf ihrem Körper vor- und zurückschaukeln. Je weiter sie ihre Beine zusammen hat, desto mehr Reibung wird sie erleben.

TIPP: *Versuchen Sie zwischen Vor- und Zurückschaukeln und kreisenden oder von Seite-zu-Seite-Bewegungen der Hüften zu variieren.*

Reiterstellung - sie auf ihm

Er liegt auf dem Rücken und sie sitzt rittlings auf ihm. Sie kann sich auf- und abbewegen, um den Penis hinein- und hinausgleiten zu lassen, oder bewegt ihre Hüften hin und her, um eine weitere Stimulation der Klitoris zu erreichen. Dies ist eine Position, in der die Frau die Gelegenheit bekommt, sich zu präsentieren. Baut man ein paar Wörter darüber ein, wie sexy sie ist, verstärkt das die Reaktion.

TIPP: *Hier ist es einfach für ihn, seine Finger zu verwenden, um die Klitoris zu stimulieren. Sie kann sich auch nach vorn lehnen und sich auf ihn legen, um andere Bereiche der Vagina zu stimulieren. So wird diese Stellung noch enger und intimer. Sie kann auch ihre eigenen Finger benutzen, um die Klitoris zu stimulieren.*

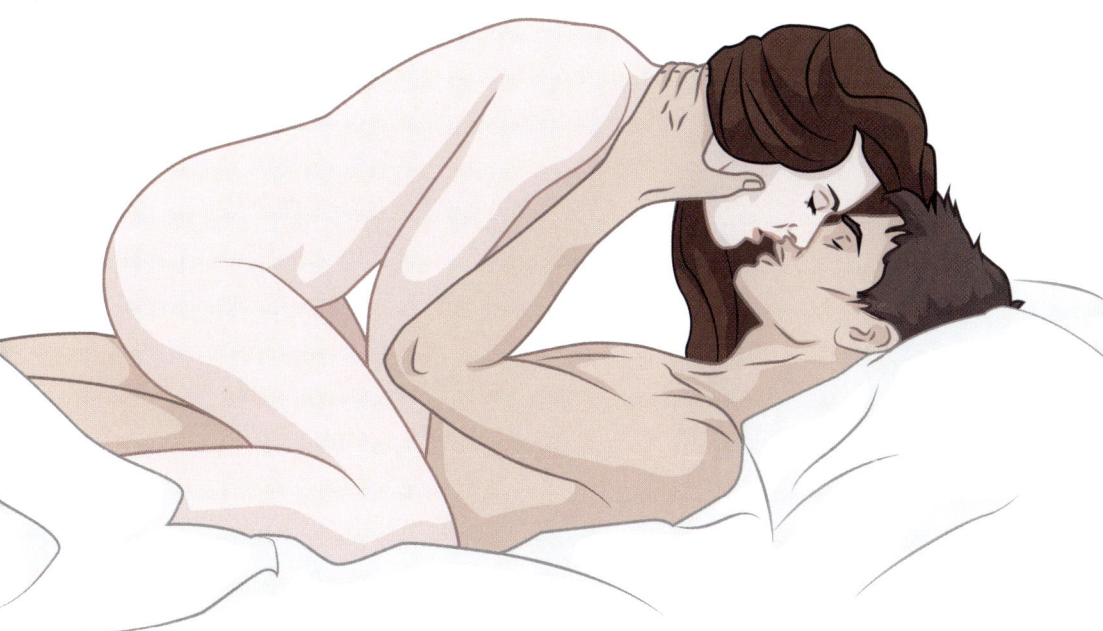

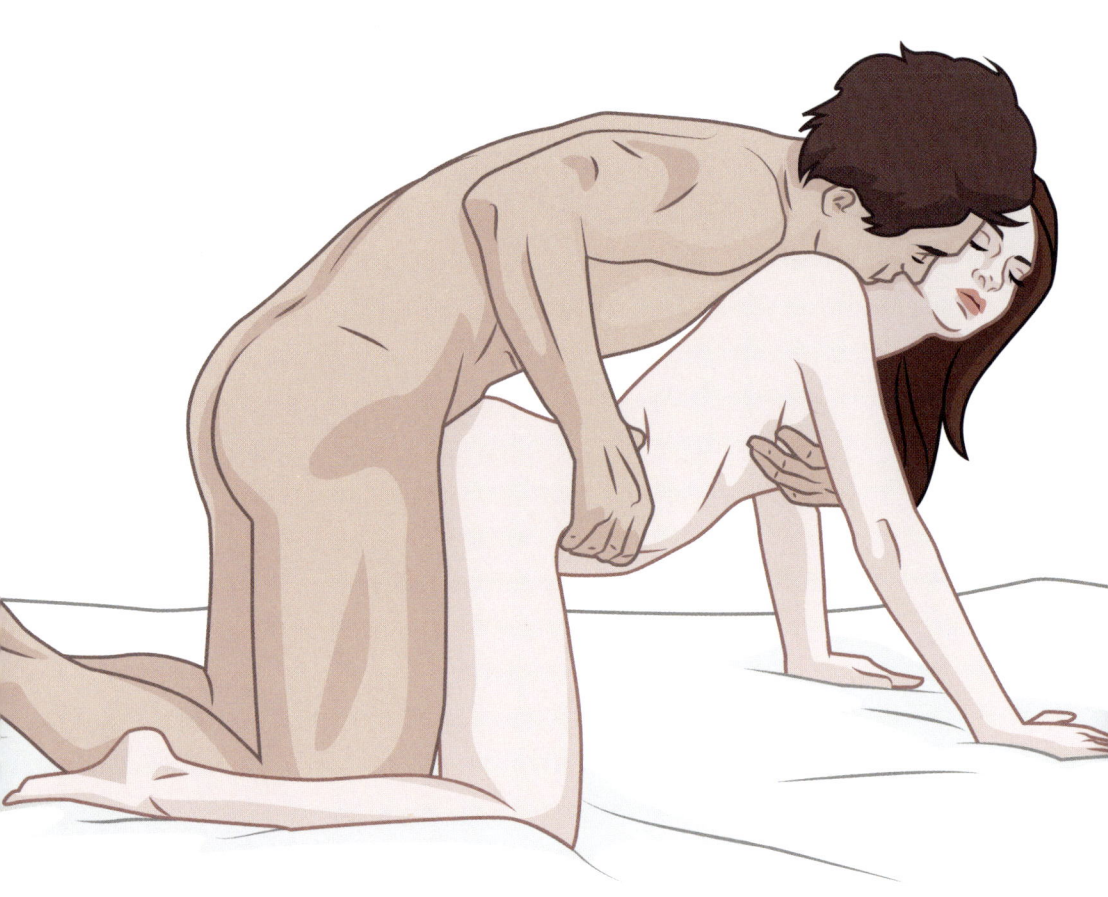

Von hinten auf allen Vieren

Sie ist auf allen Vieren und er kniet hinter ihr. Je nach Höhendifferenz kann er innerhalb oder außerhalb ihrer Beine knien. Um die hintere Scheidenwand zu stimulieren, kann sie den Oberkörper nach vorn beugen, während ihr Po gleich hoch bleibt.

TIPP: *Zur Stimulierung des G-Punktes kann er sich höher als sie positionieren und schräg von oben stoßen. Sie kann die ganze Zeit die Finger benutzen, um ihre Klitoris zu stimulieren.*

Sie auf dem Bauch, er über ihr

Sie liegt auf dem Bauch und er liegt auf ihr. Indem sie die Beine zusammenhält, entsteht für ihn zusätzliche Reibung, und beide können mehr Lust verspüren. Er kann entweder auf ihr liegen oder mit je einem Bein an ihren Seiten knien.

TIPP: *In dieser Position kann sie ihre Klitoris mit der Hand stimulieren. Geeignet für diejenigen, die denken, dass Selbststimulation ein bisschen peinlich ist und nicht wollen, dass der Partner es mitbekommt.*

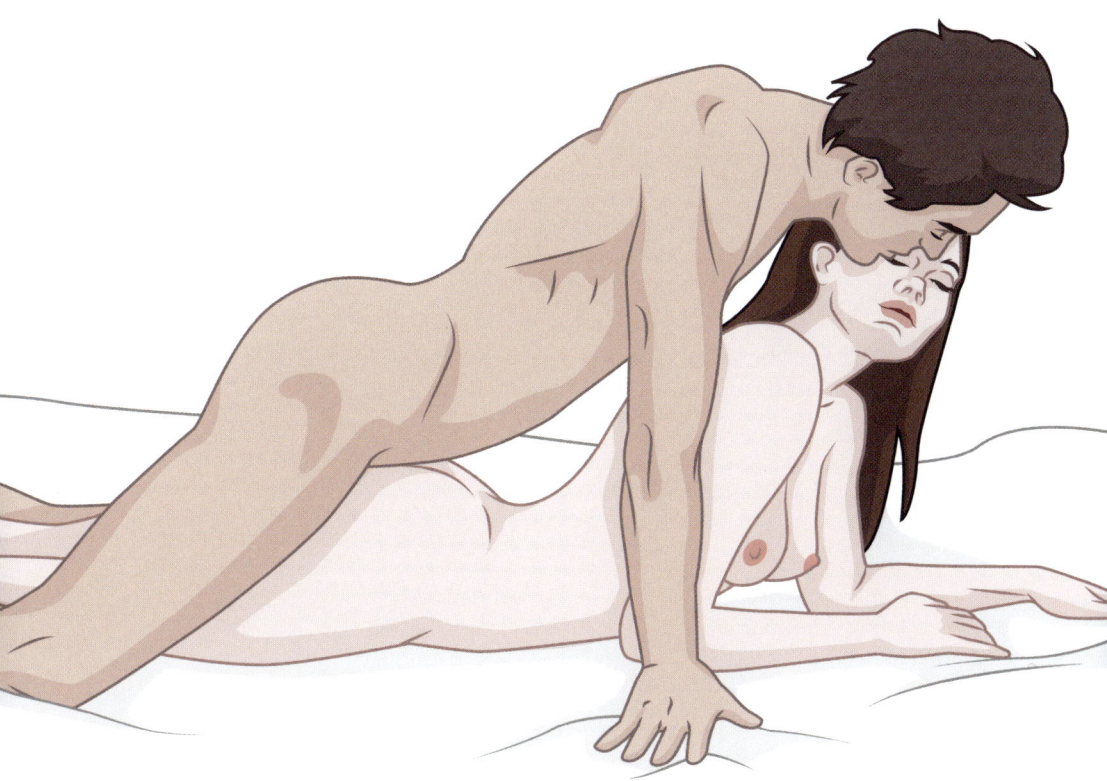

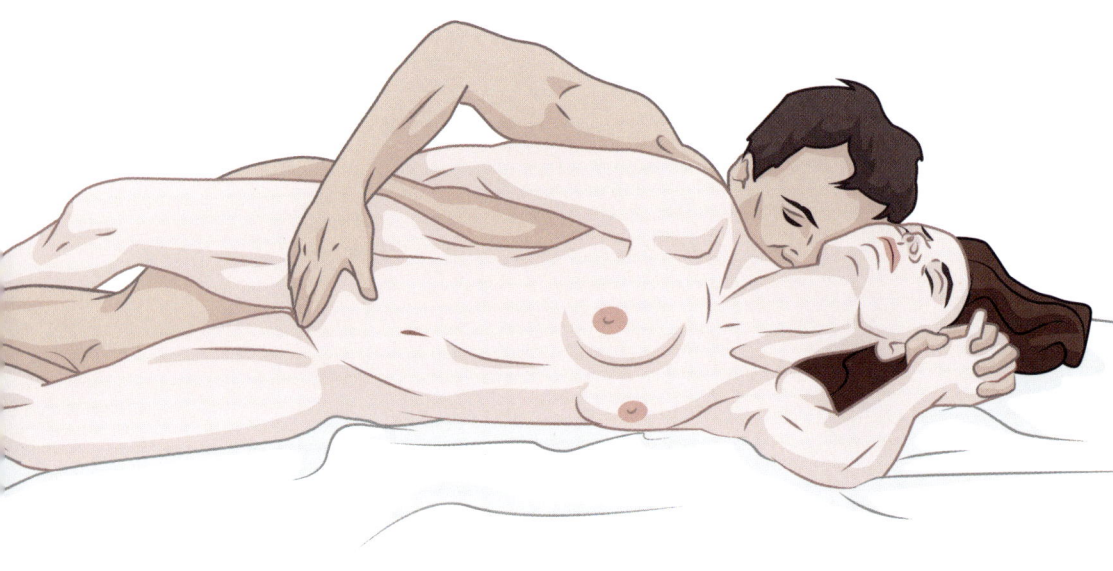

Löffeln

Sie liegt auf ihrer Seite und er liegt hinter ihr.
Diese Position ist ganz ähnlich wie die vorherige
Position, aber sein Gewicht liegt nicht auf ihr.

TIPP: *In dieser Position ist es einfach für den Mann, eine
Hand auszustrecken, um ihre Klitoris zu stimulieren - oder
sie macht es selbst.*

Gedrehter Löffel

Dies ist eine großartige Position für alle, die Rückenprobleme haben oder nicht gerne jemanden auf sich spüren. Sie liegt auf dem Rücken und er liegt so auf der Seite, dass ihre beiden Körper einen Winkel von 90 Grad bilden. Bewegt er sich an ihr nach oben, um sie zu küssen, wird der Winkel kleiner. Ihr Bein auf seiner Seite ist angehoben und er dringt seitlich in sie ein.

TIPP: *In dieser Position ist es leicht für sie, ihre Klitoris selbst zwischendurch zu stimulieren. Er kann auch sein oberes Bein heben. Dann reibt die Innenseite seines Oberschenkels gegen ihre Klitoris und sie kann sich dagegen reiben.*

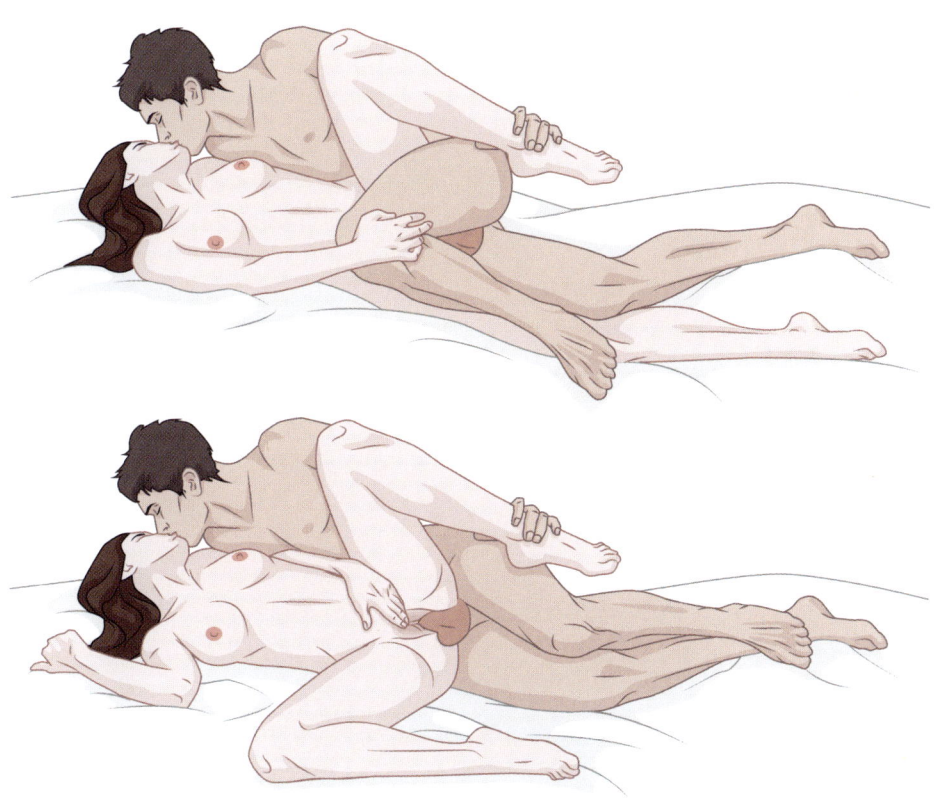

Erhöhen Sie die Wahrscheinlichkeit eines Orgasmus beim Geschlechtsverkehr

Hat sie einen Punkt in der Vagina, der empfindlicher ist als andere Bereiche, erhöhen Sie die Chance des Orgasmus, wenn Sie sich so positionieren, dass der Penis genau dort auftrifft, wo es sich am besten anfühlt.

Da wir alle verschieden sind und eine unterschiedliche Anatomie haben, ist es schwierig, genau zu sagen, wo der Penis in der Vagina am besten auftreffen sollte. Deshalb halten Empfehlungen für bestimmte Stellungen zur Reizung dieser Punkte selten, was sie versprechen. Für ein gutes Ergebnis ist es wichtig, sowohl den Untergrund, als auch den Höhenunterschied zwischen beiden Partnern zu berücksichtigen. Oft sind es nur kleine Anpassungen, vielleicht auch nur eine kleine Neigung des Beckens, die eine große Wirkung im Winkel hervorrufen.

Für Frauen, die nicht kommen, wenn der Penis erogene Zonen in der Scheide stimuliert, ist die Klitoris der Schlüssel zum Orgasmus. Da die Klitoris dem männlichen Penis ähnelt, was ihre Empfindlichkeit betrifft, kann er sich auch fragen, wie viel Lust es ihm wohl bereiten würde, beim Sex den Penis nicht stimuliert zu bekommen. Genau so fühlt es sich nämlich für viele Frauen an, wenn die Klitoris nicht beachtet wird. Für viele Frauen ist die Stimulation der Klitoris eine Notwendigkeit und nicht optional.

Variieren von Stoßrichtung und Winkel

Alle Stellungen können durch die Art variiert werden, wie sie sich selbst positionieren. Kleine Winkeländerungen sind oft alles, was man braucht, um den Penis dorthin zu bekommen, wo es sich beim Geschlechtsverkehr am besten anfühlt. In der Missionarsstellung beispielsweise kann er weit unter ihr platziert sein, sodass es mehr Reibung an der Scheidenwand gibt oder er kann seinen Körper weit oben auf ihr haben, sodass sich der Reibungspunkt näher zur Klitoris bewegt. Die Möglichkeiten sind unzählig. Probieren Sie diese durch, und experimentieren Sie mit Positionen, die Ihnen am meisten Lust bereiten. Denken Sie daran, dass sich die Chance, einen Orgasmus beim Geschlechtsverkehr zu haben, erhöht, wenn die Klitoris direkt oder indirekt stimuliert wird.

Es ist nicht ungewöhnlich, dass Frauen sich so bewegen, dass er sie dort berührt, wo sie es am meisten mag. Wenn sie ruhig liegt und schweigt, kann das ein Hinweis darauf sein, dass sie zufrieden ist. Viele Männer denken wiederum, es bedeute, sie sei gelangweilt und probieren etwas Neues aus. Denken Sie deshalb immer daran, miteinander zu reden.

Stoß-Techniken

Taoistisches Stoßen: Wechsel, um sie zu reizen

Die Idee dabei ist, dass Sie nicht jeden Stoß mit voller Tiefe durchführen und dass sie nie weiß, wann es tiefer geht. Beginnen Sie zum Beispiel mit acht flachen Stößen und beenden Sie es plötzlich tief. Dann weiter mit sieben flachen Stößen, bevor zwei tiefe folgen, dann sechs flache und drei tiefe und so weiter. Sie können auch bestimmen, wie viele nicht tiefe Stöße Sie machen, bevor Sie einen oder mehrere tiefe machen. Der Punkt dabei ist, zwischen flachen und tiefen Stößen zu wechseln, das Gefühl zu verstärken und so ihre Erregung zu steigern. Wenn sie merkt, dass sie geneckt wird, können Sie sie zusätzlich verwirren, indem Sie einen mitteltiefen Stoß machen, wenn ein tieferer folgen sollte. Durch den Wechsel der Stoßtiefe werden Sie für jeden tiefen Stoß mehr und mehr positive Reaktionen bekommen.

Langsame Stöße

Viele Menschen erleben langsame Stöße als intim und nahe. Mit langen, langsamen und tiefen Stöße mit der ganzen Penislänge können Sie sowohl die Erregung steigern, als auch das zuvor genannte Vakuum erhöhen. In Kombination mit dem taoistischem Stoßen ist dies eine Technik, die ihr eine wunderbare Erfahrung und angenehme Überraschungen geben kann. Das ist sehr verlockend für viele Frauen.

Härtere Stöße

Einige Frauen schätzen ein bisschen gröbere Berührungen, aber hier muss man eine Warnung aussprechen. Bevor Sie mit harten, tiefen Stößen beginnen, müssen Sie wissen, dass es das ist, was sie will. Hat sie gesagt, dass sie es heftig mag oder bestätigt es, wenn Sie sie fragen, haben Sie grünes Licht.

~03

Spannende Variationen

Finden Sie heraus, wie Sie mit den Gefühlen und Fantasien Ihres Partners spielen, unbekannte erogene Zonen stimulieren und Lust empfinden können, die nur wenigen gewährt wird.

Mehr Fokus auf Gefühle

Wenn die Leute gebeten werden, über den besten Sex zu sprechen, den sie je hatten, geht es in den Antworten nur selten um Techniken oder Positionen. Stattdessen geht es darum, dass sie währenddessen etwas Besonderes gefühlt haben.

Um positive Emotionen beim Sex hervorzurufen, benötigen Sie sehr private Informationen von Ihrem Partner. Es versteht sich von selbst, dass dies nicht etwas ist, das man mit jedem teilt. Der Schlüssel ist *Geborgenheit*.

Ohne Sicherheit und Geborgenheit bekommen Sie nicht die Informationen, die Sie benötigen. Nicht ohne Grund haben Frauen eher einen Orgasmus und Männer bessere Erektionen, wenn sie mit jemandem schlafen, bei dem sie sich wohlfühlen.

Schaffen Sie sexuelle Sicherheit

Sexuelle Sicherheit bedeutet sowohl die physische Sicherheit, also die Sicherheit, nicht verletzt zu werden, als auch emotionale und soziale Sicherheit.

Halten Sie sich an Abmachungen und respektieren Sie Grenzen

Vergewissern Sie sich zwischendurch *aktiv* über gegenseitiges Einverständnis anstatt davon auszugehen, dass die Zustimmung selbstverständlich ist. Es ist der Grundstein für Ihren Partner, sich bei Ihnen physisch sicher zu fühlen. Ihr Partner kann sich umentschieden oder zwischendurch die Lust verloren haben, also fragen Sie lieber einmal zu viel als einmal zu wenig nach. Denken Sie daran, dass der Körper Ihres Partners sowohl mit Erregung als auch einem Orgasmus reagieren kann, ohne dass das zwangsläufig Lust oder Zustimmung bedeutet.

Don't kiss and tell

Soziale Sicherheit ist die Gewissheit, dass das, was man im Schlafzimmer macht, nicht seinen Weg nach draußen findet. Erzählen Sie Details oder Präferenzen in Bezug auf frühere oder aktuelle Sexualpartner nicht weiter. Warum sollte Ihr Partner Ihnen von seinen intimsten Fantasien, Erregungsmustern und sexuellen Vorlieben erzählen, wenn Sie all das weitertratschen?

Kommen Sie den emotionalen Bedürfnissen Ihres Partners nach

Emotionale Sicherheit dreht sich darum, dass einem auf Vertrauen schaffende Weise begegnet, wenn man Gefühle teilt. Egal, wie unlogisch etwas wirkt, sollten Sie die Einstellung haben, dass die Gefühle Ihres Partners wichtig sind und dass der Partner das Recht hat das zu fühlen, was er/sie fühlt. Sie müssen nicht zustimmen oder dasselbe fühlen. Jemanden darum zu bitten ein bestehendes Gefühl nicht mehr zu haben, ist die Garantie dafür, dass derjenige seine Gefühle künftig nicht mehr mit Ihnen teilt.

Wenn Sie im Laufe der Zeit unterstützend sind, und wenn Ihr Partner über seine Gefühle spricht, bauen Sie genug Vertrauen auf, dass er es wagen kann, sich verletzlich zu machen. Achten Sie darauf, die sexuellen Geheimnisse Ihres Partners auf eine beruhigende Art und Weise aufzunehmen. Wenn er etwas mit Ihnen teilt, von dem er oder sie denkt, es seien schämenswerte sexuelle Gefühle, ist es besonders wichtig, unterstützend und wertschätzend zu sein. Dies kann das Gefühl der Scham mildern und es Ihrem Partner erleichtern, über weitere Themen zu sprechen.

Peppen Sie Ihren Sex mit Emotionen auf

Nun haben Sie hoffentlich eine gute Basis geschaffen, auf der Ihr Partner sich öffnen kann. Der nächste Schritt ist, sich auf den neuesten Stand zu bringen, was die Sexualität Ihres Partners betrifft, inklusive dem, was Ihrem Partner beim Sex gefällt, was ihn in Stimmung bringt, was er/sie mag oder nicht mag. Wenn Sie lange zusammen sind, ist es einfach, in die Falle zu tappen und zu denken, dass Sie alles über die Sexualität Ihres Partners wissen. Aber unsere Sexualität verändert sich mit zunehmendem Alter. Deshalb ist es wichtig, dass Sie weiterhin neugierig darauf sind, wie Ihr Partner tickt.

Jagd auf die Gefühle, die Ihren Partner am meisten erregen

Die Fantasien und das, wozu der Partner oft masturbiert, vor allem die Bilder, die ihm vor dem Orgasmus durch den Kopf gehen, sind oft ein Hinweis auf die Gefühle, die man in das Sexualleben einbauen kann. Fragen Sie Ihren Partner, welches das Gefühl ist, das bei ihm/ihr Wunder wirkt, sobald er/sie eine Fantasie geteilt hat.

Die kleinen Griffe, die das Gefühl verändern

Oft sind nur kleine Veränderungen in der Körpersprache, bestimmte Hilfsmittel oder Gegenstände notwendig, um das entsprechende Gefühl zu wecken. Stellen Sie sich vor, dass sie es mag, wenn er dominant im Bett ist. Die Löffel-Position, in der er sie liegend von hinten nimmt, kann vom romantischen Sonntagssex zu einer dominanten Stellung umgewandelt werden, in dem ihre Hände symbolisch hinter ihrem Rücken gefesselt werden. „Welche Gefühle wecke ich jetzt bei meinem Partner?" ist die Frage, die Sie sich währenddessen stellen können.

Verwenden Sie Ihre eigenen Worte, um den Partner zu erregen

Achten Sie auf Wörter und Ausdrücke, die Ihr Partner verwendet, um zu beschreiben, was ihn am meisten erregt - vor allem, wenn sie wiederholt werden. Diese Worte sind für sie/ihn oft besonders sexuell aufgeladen. Wenn Sie später einmal „Dirtytalk" ausprobieren wollen, können Sie genau diese Worte verwenden.

Sexy Gespräche können im Bett in einem dominanten Kontext geeignet sein, können aber schnell seltsam werden, wenn der Kontext nicht passt. Eine sanfte Einleitung können Kommentare darüber sein, was Sie sich von Ihrem Partner wünschen oder was Ihr Partner in Ihnen auslöst. Versuchen Sie Bemerkungen über das Aussehen Ihres Partners zu vermeiden, da es ihn in dieser Situation auf sich selbst aufmerksam macht.

Ziehen Sie Fantasien und Rollenspiele in Betracht

Paare, die sexuell spielerisch sind und ein Sexualleben haben, das durch Experimentieren und Entdecken gekennzeichnet ist, haben oft Freude an sexuellen Fantasien und daran, Rollenspiele auszuleben. Wenn Ihr Partner Ihnen eine Fantasie mitteilt, gibt es keine Verpflichtung, sie auszuleben oder dazu beizutragen. Wenn Sie den Wünschen Ihres Partners skeptisch gegenüberstehen, ist es trotzdem wichtig, deutlich zu zeigen, dass Sie die Offenheit und das Vertrauen Ihres Partners zu schätzen wissen. Das erhöht die Chancen, dass Ihr Partner weiterhin viel mit Ihnen teilt.

Das Ausleben von Fantasien und Rollenspielen ist nicht jedermanns Sache. Die meisten Paare haben einen eher freundschaftlichen, gleichgestellten sexuellen Stil und für diese Paare können Fantasien und Rollenspiele in der Praxis eher peinlich sein.

Wenn Sie und Ihr Partner eine Fantasie oder ein Rollenspiel ausleben wollen, könnte es nützlich sein, dies im Auge zu behalten: Eine erfolgreiche Realisierung einer Fantasie hängt davon ab, dass Sie in der Lage sind, das gleiche erregende Gefühl hervorzurufen, nicht unbedingt die Aktionen selbst.

Dies ist eine gute Nachricht, wenn Sie sich mit der Fantasie, so wie Ihr Partner diese in seinem Kopf hatte, nicht wohlfühlen. Vielleicht fühlen Sie sich mit der Realisierung des gleichen Gefühls in einem anderen Rollenspiel wohler? Wenn Sie sich mit der Rolle des Superschurken nicht wohlfühlen, könnte vielleicht eine ähnliche Rolle wie beispielsweise ein autoritärer Soldat leichter für Sie zu spielen sein? Ein Tipp: Man kann sich auch als Schauspieler betrachten und eine Rolle spielen. Dann fühlt es sich natürlicher und weniger peinlich an.

Werden Sie ein erotischer Hypnotiseur

Die Art und Weise, wie Sie denken und Dinge visualisieren, kann beeinflussen, was Sie in Ihrem Körper spüren (versuchen Sie, Ihre Aufmerksamkeit nur auf die linke große Zehe zu konzentrieren - spüren Sie jetzt etwas, was Ihnen zuvor nicht bewusst war?). Dies ist der Hintergrund der erotischen Hypnose, vielleicht das stärkste erotische Werkzeug, das es gibt.

Erotische Hypnose spielt mit den Fantasien des Gehirns, um verschiedene körperliche Reaktionen hervorzurufen. Sobald Sie erotische Hypnose meistern, können Sie Ihrem Partner einen Orgasmus oder andere angenehme Gefühle nur durch einen verbalen Befehl schenken. Sie können sie/ihn dazu bringen, sexuelle Fantasien zu erleben, die so real sind, dass der Körper so reagiert, als würde alles im wirklichen Leben passieren und so können Sie viel spannendere Rollenspiele machen. Beherrschen Sie diese Technik, haben Sie eine gute Grundlage für ein spannendes und abwechslungsreiches Sexualleben. Dies muss in Kursen erlernt werden, da Schulungen und Demonstrationen Voraussetzungen für eine gute und sichere Art der Ausübung sind.

Fortgeschrittene Techniken bei ihr

Die Vagina ist nicht so empfindlich wie viele glauben. Nur rund eine von drei Frauen kommt beim Geschlechtsverkehr. Mit dem richtigen Training erhöht sich die Zahl auf etwa drei von vier, aber das erfordert sowohl anatomisches Wissen als auch, dass der Partner es schafft, mit seinem Penis genau dorthin zu zielen, wo es sie am meisten stimuliert.

Das Ziel ist es, die erogenen Zonen zu treffen, die sich am besten für sie in ihrer Vagina anfühlen. Für viele Frauen liegen diese nicht an der Oberfläche der Vagina, wie viele annehmen. Stattdessen müssen Sie „durch" die Vaginawände stimuliert werden. Das bedeutet, dass Sie nicht nur die richtige Stelle treffen müssen, sondern auch Ausdauer brauchen, damit es sich gut anfühlt.

Ihre Finger sind vielleicht das beste Werkzeug, um ihr Vergnügen zu schenken. Wenn Sie an der richtigen Stelle sind, können Sie diese Punkte massieren. Sie können Ihre Finger rhythmisch auf- und abbewegen oder mit Ihren Fingern Achter-Muster und Kreise zeichnen. Seien Sie flexibel und variieren Sie um zu sehen, was die beste Reaktion hervorruft. Denken Sie daran, zuzupacken. Wenn Sie zu vorsichtig sind, spürt sie kaum etwas, auch wenn Sie an der richtigen Stelle sind.

Regeln der Ausführung

Wenn Sie gründliche Vorbereitungen getroffen haben, ist die Zeit gekommen, Ihre Finger in ihre Vagina einzuführen. Hier sind ein paar wichtige Regeln:

- Sorgen Sie für ausreichend Feuchtigkeit. Wenn er steckenbleibt und man den Finger nicht widerstandslos einführen kann, brauchen Sie entweder ein gutes Gleitmittel oder mehr Vorspiel.

- Machen Sie kein bloßes Rein-und-raus mit dem Finger, wie man es vielleicht vom Penetrieren kennt. Mit den Fingern rein und raus ist in Ordnung, um die Feuchtigkeit zu verteilen, aber bewirkt sonst wenig für ihr Vergnügen. Sie sollten sich stattdessen direkt den erogenen Zonen in der Vagina widmen, die nicht durch Rein-und-raus-Bewegungen stimuliert werden.

- Gute Nagelpflege. Wenn Sie in sie wollen, müssen Sie sicherstellen, dass Ihre Nägel geschnitten sind und keine scharfen Kanten aufweisen - Sie sollen ja keine DNA-Probe entnehmen.

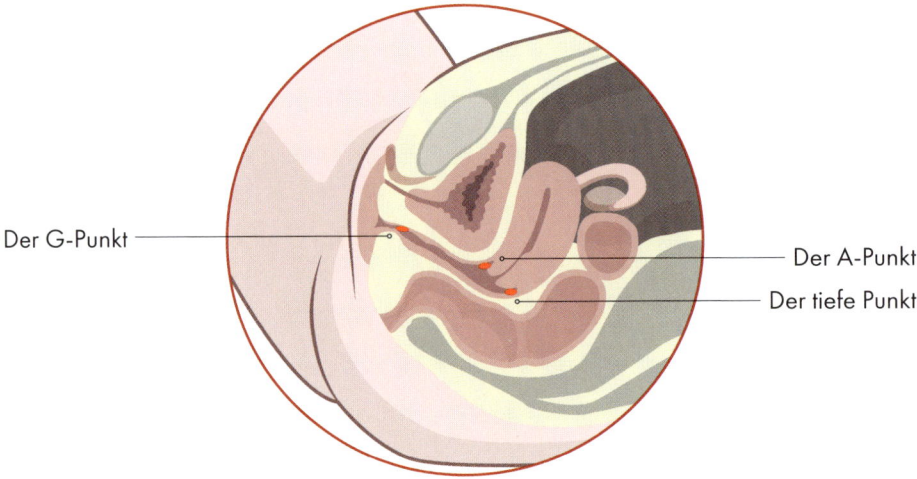

Der A-, G-, und der tiefe Punkt sind erogene Zonen, die sich an verschiedenen Stellen in der Vagina befinden.

Der G-Punkt

Der G-Punkt ist eigentlich kein Punkt, sondern eine kleine, schwammartige Fläche, die anschwillt, wenn die Frau erregt wird. Sie finden diese ca. 3-5 cm an der Oberseite der Vagina (Bauchseite). Halten Sie Ihre Handfläche nach oben und lassen Sie Ihren Zeigefinger/ Mittelfinger in sie gleiten, wenn sie auf dem Rücken liegt. Wenn Sie dann Ihre Finger nach oben biegen (Lockbewegungen), treffen Sie den G-Punkt.

Wenn der G-Punkt geschwollen ist, fühlt er sich auf den Fingern rau an, im Gegensatz zum Rest der Vagina, der glatt und weich ist. Einige sagen, er fühlt sich an wie eine Himbeere, andere sagen, er erinnert an die eigenen Fingerspitzen, wenn man lange gebadet hat. Da der G-Punkt ein Stück in Richtung Bauch liegt, müssen Sie ihn etwas stärker als beispielsweise die Klitoris stimulieren.

Wenn Sie diesen Bereich stimulieren, ist es wichtig sicherzustellen, dass Sie ihn mit Ihren Fingerlängen und nicht nur den Fingerspitzen treffen. So verhindern Sie, dass die Stimulation zu grob wird oder dass Sie sie aus Versehen innerlich kratzen. Wird sie wund, haben Sie wahrscheinlich nur mit den Fingerspitzen getroffen oder waren zu hart. Dies gilt für alle G-Punkt-Techniken.

Wenn sie nicht ausreichend erregt ist, nicht in der richtigen Weise stimuliert wird oder dieser Bereich im Laufe der Zeit nicht stimuliert wurde, wird sie vielleicht nicht besonders darauf ansprechen, wenn er die ersten paar Male berührt wird. Dies ist auch der Grund, warum manche Frauen behaupten, sie hätten überhaupt keinen G-Punkt.

Komm-zu-mir-Technik (Lockbewegung)

Führen Sie Ihren Mittel- und Ringfinger in sie ein, bis Sie das Gefühl haben, mit den Fingern am G-Punkt zu liegen. Sie sind in der Regel an der richtigen Stelle, wenn Sie bis zum zweiten Glied des Mittelfingers in ihr sind. Nun biegen Sie Ihre Finger leicht in Richtung Bauch, sodass sie gegen den G-Punkt drücken.

Hier gibt es zwei Möglichkeiten: Sie können die Finger weiterhin auf eine rhythmische Art zu sich biegen und die heranlockenden Fingerbewegungen machen, wo Sie den Druck und die Intensität variieren, je nachdem, was sie mag. Sie können Ihre Finger auch vorsichtig herausziehen, während Sie eine leichte Biegung in den Fingern haben und so den gesamten G-Punkt berühren, bevor Sie wieder in ihr sind und alles wiederholen.

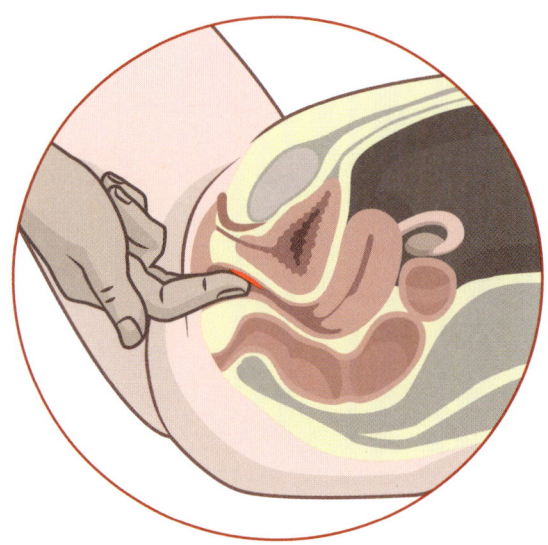

Verkehrter Teufelsgruß

Dies ist eine der effektivsten Techniken, um Frauen durch Stimulation des G-Punktes zum Orgasmus zu bringen. Führen Sie den Ringfinger und Mittelfinger mit der Handfläche nach oben zeigend in die Vagina ein, während der kleine und Zeigefinger draußen bleiben. Wenn Sie alles richtig gemacht haben, liegen Ihre Fingerlängen des Mittel- und Ringfingers am G-Punkt, während der kleine und Zeigefinger in Richtung Ihres Pos nach unten zeigen.

Dabei ist es klug, auf den Knien neben ihr zu sitzen oder sie auf etwas Erhöhtes zu legen (ein Massagetisch eignet sich hervorragend), sodass ihr Unterleib auf ihrer Bauchhöhe ist, wenn Sie stehen. Der Grund dafür ist, dass Sie die Technik nach und nach in einem höheren Tempo ausüben sollen und dafür ist eine bequeme Stellung gut, damit die Hand nicht erschöpft wird. Legen Sie gern die eine Hand auf ihr Schambein, um zu verhindern, dass sie zu viel auf- und abhüpft.

Sobald Sie gut platziert sind, beginnen Sie Ihre Hand vertikal nach oben und unten zu bewegen. Lassen Sie die Länge des Fingers auf ihren G-Punkt treffen. Starten Sie langsam und arbeiten Sie sich in der Intensität hoch. Diese Technik ist viel wirkungsvoller als die meisten denken; nach und nach werden Sie ein ziemlich kräftiges Tempo und Druck aufbauen. Fragen Sie sie, ob es sich angenehm anfühlt.

Passen Sie den Winkel ihres Beckens mit einem Kissen unter dem Po an, sodass Sie den Punkt in der Vagina treffen, der am empfindlichsten ist. Die meisten Frauen beginnen sehr schnell, bei dieser Technik zu stöhnen. Bitten Sie um Rückmeldungen, um herauszufinden, ob Sie richtig getroffen haben oder ob Sie die Intensität erhöhen sollten.

Weibliche Ejakulationsorgasmen

Wussten Sie, dass Frauen auch abspritzen, also besser gesagt ejakulieren können?

Wissenschaftler sind sich noch nicht einig darüber, was wirklich passiert, wenn Frauen ejakulieren und woraus die Flüssigkeit eigentlich besteht. Einige argumentieren, dass die Stimulation des G-Punktes verursacht, dass sich Flüssigkeit in Drüsen bildet, die dann durch die Harnröhre geschickt wird, während andere glauben, dass die Flüssigkeit sich in der Blase aufbaut. Einige Wissenschaftler sind gemäß ihrer Forschungen der Meinung, dass die Flüssigkeit genau das gleiche wie männliche Samenergüsse enthält, nur eben ohne Spermien. Jedenfalls ist sie sowohl geruchs- als auch geschmacklos, und kann nach und nach ziemlich beeindruckende Mengen erreichen.

Warum sollte sie sich also Ejakulationen wünschen, wenn das nur neue Höhepunkte in der Diskussion darüber bedeutet, wer auf dem nassen Fleck schlafen muss? Viele Frauen berichten von einem so starken Lustgefühl, das mit dem tatsächlichen Abspritzen verbunden ist, dass man es von einem Orgasmus kaum unterscheiden kann. Zusätzlich hat der G-Punkt nicht die gleiche hohe Empfindlichkeit wie die Klitoris nach dem Orgasmus, was die Chance von multiplen Orgasmen erhöht.

Wenn sie abspritzt

Beginnen Sie mit dem verkehrten Teufelsgruß und stellen Sie sicher, dass die Bewegung nach oben und unten und nicht rein und raus passiert. Bevor sie dem Ejakulieren nahe ist, spüren Sie, dass sie innerlich anschwillt. Das fühlt sich ein bisschen wie ein Ballon am G-Punkt an, der langsam gegen die Finger drückt. Manchmal fühlt es sich auch so an, als wären Ballons an der Unterseite der Finger zu spüren; es ist fast so, als würden die Finger herausgedrückt werden. Halten Sie sie in Position und setzen Sie die Stimulation fort, denn nun sind Sie knapp dran.

Wenn sie noch nie abgespritzt hat, kann es sein, dass sie Sie bittet aufzuhören, weil sie das Gefühl hat, als müsse sie pinkeln. Dies liegt daran, dass die Stimulation des G-Punktes gegen den Blasenbereich drückt. Lassen Sie sie zur Beruhigung eventuell aufs WC gehen, und machen Sie weiter, sobald sie zurück ist. Wenn sich Ihre Muskeln im Unterleib anspannen, so wie sie es tun, wenn man Urin zurückhält, kann man nicht ejakulieren.

Wenn Sie den Teufelsgruß richtig anwenden, während sie erregt und entspannt genug ist und das Abspritzen nicht zurückhält, wird sie kommen. Es kann wirklich Spaß machen, wenn eine Frau zu ejakulieren beginnt, vor allem dann, wenn sie mit Druck und Tempo ejakuliert. Achten Sie darauf, dass es ihr währenddessen gut geht, und fallen Sie nicht auf die Versuchung herein, sie als Milchkuh zu verwenden, um Ihr Ego zu steigern.

Es ist wichtig, sich bewusst zu sein, dass sie sowohl vor, während als auch nach dem Orgasmus ejakulieren kann, deshalb gibt es keine Garantie, dass sie einen Orgasmus hatte. Das Abspritzen ist daher kein Zeichen dafür, dass Sie die Stimulation beenden sollten: Machen Sie an derselben Stelle weiter, solange es ihr gut geht und sie Sie nicht bittet aufzuhören.

Der A-Punkt

Nur wenige Frauen haben eine Stimulation des G-Punktes mit dem verkehrten Teufelsgruß erlebt. Wenn Sie zusätzlich damit brillieren können, ihren A-Punkt zu finden, werden Sie sehr wahrscheinlich fantastische Reaktionen auslösen. Der A-Punkt löst nicht das für den G-Punkt typische „Hilfe, ich muss pinkeln"-Gefühl aus, und er zeigt keine Überempfindlichkeit, wie die Klitoris nach einem Orgasmus. Zusätzlich dazu, dass es der Punkt im weiblichen Körper ist, der am schnellsten eine Feuchtigkeit der Scheide auslöst,ist er perfekt für multiple Orgasmen geeignet.

Der A-Punkt befindet sich tief in der Vagina, knapp unterhalb des Gebärmutterhalses und knapp über dem G-Punkt auf der Seite in Richtung Bauch. Sobald Sie den G-Punkt gefunden haben, können Sie Ihre Finger noch weiter in sie gleiten lassen, bis Sie zu einem Vorsprung bzw. einer Vertiefung kommen. Einige sagen, er fühlt sich an wie eine Grube oder die Innenkante eines Frisbee. Oft liegt er an den gegenüberliegenden Seiten der Mittellinie, also auf 11 und 13 Uhr. Die Oberfläche des A-Punktes ist oft auch ein wenig weicher als der Bereich rundherum. Wenn sie angenehme Geräusche von sich gibt, wenn Sie in diese „Grube" drücken, können Sie sicher sein, dass Sie den A-Punkt gefunden haben.

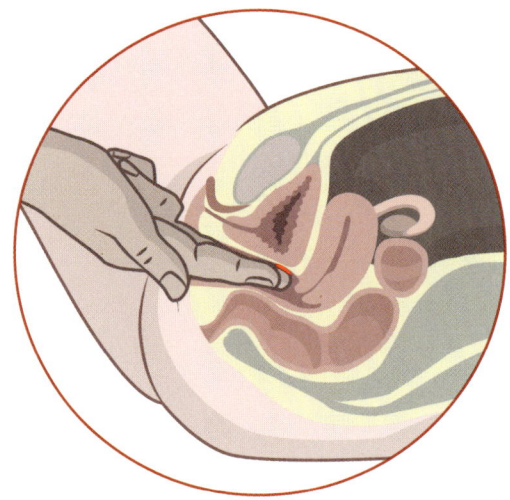

Um den A-Punkt zu stimulieren, ist es ratsam, entweder den Zeigefinger oder den Mittelfinger zu verwenden, da Sie viel Druck benötigen, damit sie hier etwas spürt.

Variieren Sie zwischen den Punkten in der Vagina und beim Druck, wenn Sie sie innen stimulieren. Passen Sie sich an ihre Reaktionen an. Experimentieren Sie und finden Sie heraus, worauf sie gut anspricht und denken Sie daran, zwischendurch nach Rückmeldungen zu fragen.

Sie können den A-Punkt zum Beispiel auf folgende Weise stimulieren:
- Mit der Komm-zu-mir-Technik
- mit Kreisen
- mit Achtern
- durch Pulsieren
- durch Wechsel zwischen hartem und weichem Druck

Um den A-Punkt beim Geschlechtsverkehr zu stimulieren, versuchen Sie, Ihren Penis genau an die richtige Stelle zu führen. Es ist nicht unbedingt einfach, aber eine Position, die für viele funktioniert, ist eine Variante von CAT: Seine Beine sind außerhalb ihrer statt innerhalb, wie typisch für CAT. Er bewegt sich tief in sie hinein und liegt dadurch weiter oben an ihrem Kopf, als er es in der Regel in der Missionarsstellung tut. Wenn er auf die vordere Scheidenwand trifft, meinen viele, dass er die richtige Stelle gefunden hat - aber der Winkel ihres Beckens und die Unterlage können beeinflussen, wie gut er wirklich trifft.

Einige Frauen finden auch, dass dieser Punkt gut stimuliert wird, wenn sie oben sind und sich hin- und her- statt auf- und abbewegen. Sind Ihre Finger zu kurz, den Punkt stark zu stimulieren, kann man einen Penis-Extender kaufen und an der Fingerspitze befestigen.

Der tiefe Punkt

Während der G- und A-Punkt oben beim Bauch liegen, ist der Bereich, den der Schriftsteller David Shade „den tiefen Punkt" nennt, auf der Scheidenwand in Richtung Po. Hier bilden Zeige- und Mittelfinger die beste Kombination. Die Handfläche sollte nach unten zu ihrem Po zeigen. Lassen Sie Ihre Finger entlang der Wand der Vagina gleiten, die näher beim Po liegt. Ganz tief, knapp unterhalb des Gebärmutterhalses, fühlen Sie eine Grube oder Vertiefung. Wenn Sie Ihre Finger leicht in diese Grube drücken, werden Sie etwas Hartes an Ihren Fingerspitzen fühlen. Dann sind Sie in der Regel an der richtigen Stelle, aber probieren Sie ein wenig herum und bitten Sie um Rückmeldungen, wie es sich anfühlt, dann wissen Sie, ob Sie getroffen haben.

Sobald Sie den tiefen Punkt gefunden haben, können Sie verschiedene Dinge ausprobieren:

- Machen Sie Kreise oder Achten wie beim A-Punkt.
- Tun Sie so, als würden Sie einen Basketball nur mit dem Zeige- und Mittelfinger dribbeln, sodass Sie mit den Fingern in einer rhythmischen Bewegung gegen den Punkt klopfen. Hier müssen Sie besonders viel Druck anwenden.
- Dies ist also die umgekehrte Komm-zu-mir-Technik, die gleiche Bewegung wie beim A-und G-Punkt, nur dass die Finger nach unten zeigen.

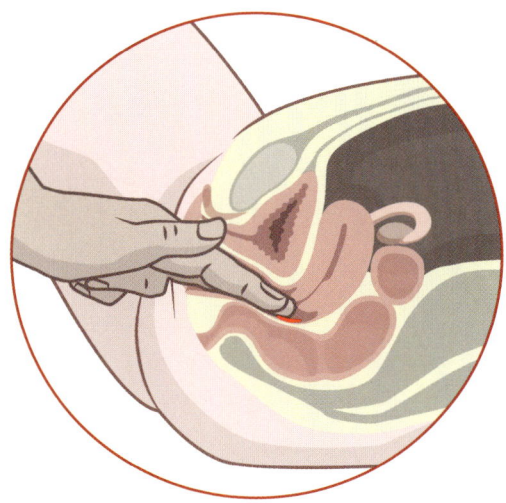

Eine kleine Anmerkung: Wenn Sie sie auf diese Weise befriedigen, liegt auch ein wenig Druck auf ihrem Rektum. Wenn sie das dringende Bedürfnis hat, auf die Toilette zu gehen, kann es sinnvoll sein, wenn sie das tut, bevor die Stimulation fortgesetzt wird. Die Nähe zum Enddarm erklärt auch, warum der hier durch Stimulation ausgelöste Orgasmus einem Orgasmus ähnelt, den sie während analer Stimulation bekommt, da viele ähnliche Bereiche stimuliert werden.

Einige Frauen finden, dass dieser Punkt stimuliert wird, wenn sie beim Sex auf dem Rücken liegt und ihre Beine auf den Schultern oder in Richtung Kopf haben. Das wiederum setzt den richtigen Winkel des Beckens voraus, und oft sind kleine Veränderungen notwendig, damit der Winkel passt.

Fortgeschrittene Techniken bei ihm

Männer neigen dazu, leichter einen Orgasmus zu haben. Das kann dazu führen, dass seine Lust als selbstverständlich angesehen wird. Ein Orgasmus am Ende ist nicht das Gleiche wie guter Sex.

Guten und schlechten Sex gibt es auch für Männer, selbst wenn sie meistens einen Orgasmus haben. Diese Techniken machen Sie unvergesslich für Ihren Partner und machen ihn zu einem sehr glücklichen, zufriedenen und begeisterten Menschen.

Der G-Punkt des Mannes

Die männliche Prostata wird auch männlicher G-Punkt genannt und liegt 5-8 cm im Rektum in Richtung Bauch. Da der G-Punkt des Mannes am besten über den Enddarm stimuliert wird, weigern sich viele Männer, diese Genuss bringende Stelle zu erforschen: Manche bewachen diesen Punkt stärker als Fort Knox.

Ein Grund für die Zurückhaltung der Männer, diese Gegend zu erkunden, ist die Assoziation mit Homosexualität. Dies ist jedoch eine Orientierung und keine sexuelle Praxis, und G-Punkt-Stimulation zu mögen, hat nichts mit Homosexualität zu tun.

Für diejenigen, die den Mut haben, kann die Belohnung groß sein: Die Stimulation dieser Drüse kann ihm einen Orgasmus bescheren, der dem Orgasmus einer Frau ähnelt. Viele Männer erleben diesen Orgasmus als weit intensiver als Orgasmen durch Stimulation des Penis und spüren diese in größeren Teilen des Körpers. Angenehme Erlebnisse, von diesem Körperteil ausgehend, erfordern keine Erektionen, was gut für Männer mit Erektionsstörungen ist.

Um ihn auf die bestmögliche Art und Weise zu stimulieren, ist es klug, die gleichen Regeln wie bei Analsex anzuwenden (siehe Seite 108), sowohl in Bezug auf Hygiene, als auch die schrittweise Annäherung: kurz geschnittene Nägel, Einweghandschuhe, Hygienemaßnahmen wie frisch gewaschen und sauber zu sein und viel Gleitmittel.

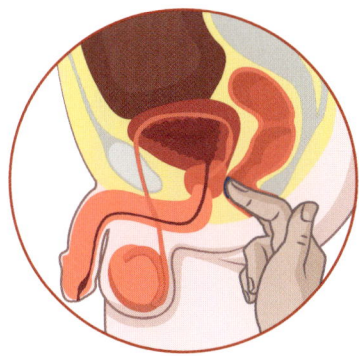

Die Stimulation des G-Punktes

Normalerweise ist die einfachste Methode, die Prostata mit dem Zeigefinger, Mittelfinger oder beiden zu stimulieren. Beginnen Sie mit einem kleinen Finger, bis der Mann sich wohl damit fühlt, und erhöhen Sie die Größe oder Anzahl der Finger erst, wenn er sich dazu bereit fühlt. Der G-Punkt fühlt sich ein bisschen härter an als das umliegende Gewebe und ähnelt einer kleinen Walnuss. Normalerweise wird es sich für ihn sehr gut anfühlen, wenn Sie den richtigen Punkt treffen.

Beginnen Sie vorsichtig. Finden Sie zuerst den G-Punkt, bevor Sie mit den verschiedenen Techniken experimentieren und den Druck anpassen, um zu sehen, worauf er am besten reagiert:

- Machen Sie eine rhythmische Lockbewegung, in der gleichen Weise wie bei der Stimulation des G-Punktes bei Frauen.

- Tippen Sie schnell und rhythmisch gegen die Drüse.
- Reiben oder massieren Sie in Achten oder Kreisen.
- Versuchen Sie, mit den Fingern eine Rein-und-raus-Bewegung zu machen. Zuerst sollte er sich in diesem Fall Ihren Fingern entgegen bewegen, und wenn er grünes Licht gibt, kann sie ihre Finger sanft von sich aus bewegen.

Sie können auch einen Butt Plug oder anderes Spielzeug verwenden, das für die Stimulation des G-Punktes geeignet ist. Stellen Sie sicher, dass das, was Sie verwenden, tatsächlich für anale Stimulation passend ist, d.h., dass es eine „Anschlagkante" an der Unterseite hat, sodass es nicht in den Darm gesogen werden kann. Die Warteschlangen bei Krankenhäusern sind lang genug und die Ärzte haben ohnehin viel zu tun. Sie möchten keine Zeit damit verbringen, verloren gegangene Spielzeugautos und andere Toys aus den Hintern von erwachsenen Männern zu ziehen.

Das Beste ist, den G-Punkt nur zu stimulieren, wenn er ausreichend erregt ist. Das Gehirn interpretiert Bewegungen am Enddarm als Gefühl des Aufs-WC-Müssens, wenn er nicht erregt genug ist. Stimulieren Sie deshalb gleichzeitig den Penis: Wenn er auf dem Rücken liegt, können Sie einen Finger zu seinem Bauch gegen den G-Punkt beugen und ihm gleichzeitig einen blasen oder einen Handjob mit der freien Hand geben. Sie können auch damit warten, den G-Punkt zu stimulieren, bis er sich dem Orgasmus nähert, um den Orgasmus zu intensivieren.

Der Damm

Sie müssen nicht unbedingt über das Rektum gehen, um seinen G-Punkt zu stimulieren. Hinter dem Hoden finden Sie einen festen, fleischigen Bereich, der Damm oder Perineum genannt wird. Rhythmischer oder tippender Druck mit den Fingerkuppen gegen diesen festen Bereich kann den G-Punkt von außen stimulieren. Viele Männer schätzen die Stimulation dieses Punktes zusammen mit einem Handjob oder Blasen.

Finger weg, wenn er damit kämpft, eine Erektion zu bekommen oder sein Penis nicht ganz steif ist. Ein Festziehen dieses Bereichs, entweder durch seine

Muskeln oder durch Druck, kann es schwieriger machen, eine Erektion zu bekommen.

Den Penis ganz in den Mund nehmen - „Deep Throat"

„Deep Throat" bedeutet kurz gesagt, die Eichel bis in den Hals zu nehmen, sodass die Lippen unten die Wurzel des Penis umschließen können. Dies ist Oralsex auf hohem Niveau und weit entfernt von den notwendigen Fähigkeiten, um gut im Bett zu sein: Die Eichel ist ohnehin der empfindlichste Teil des Penis, nicht die Wurzel und der Schaft. Für viele Männer ist es aber ein deutlicher visueller Kick zu sehen, wie sie den ganzen Penis in Mund und Rachen nimmt, und viele wertschätzen auch ihr Bemühen.

Die Möglichkeit, „Deep Throat" zu geben, kann einen zusätzlichen Nutzen bringen: Dabei benutzt man nicht dieselben Muskeln wie bei gewöhnlichem Oralsex. Die Möglichkeit, zwischen Deep Throat und gewöhnlichen Techniken zu wechseln, gönnt müden Muskeln eine Pause. Richtig durchgeführt, sollte es nicht unangenehm sein. Ist es unbequem, stimmt irgendetwas nicht mit der Anwendung der Technik. Um sich dabei wohl zu fühlen, den Penis ganz aufzunehmen, müssen Sie herausfinden, wie Sie mit Ihrem Würgereflex und der Unfähigkeit zu atmen umgehen, wenn der Penis tief im Hals steckt. Nur wenige Männer haben jedoch etwas dagegen einzuwenden, dabei die Versuchskaninchen zu sein und regelmäßiges Training, 3-4 Mal die Woche, zeigt oft rasche Verbesserung. Hier sind einige Tipps, wenn Sie es üben wollen:

Sie sollten die Kontrolle haben

Sie können mit einem Penis in Ihrer Kehle nicht atmen. Holen Sie deshalb immer dann Luft, wenn Sie den Mund zur Eichel bewegen. Sie selbst müssen das Tempo bestimmen, sowohl um atmen zu können, als auch um die Kontrolle über Ihren Würgereflex zu haben. Bis Sie etwas Anderes signalisieren, ist seine Aufgabe ganz still zu liegen, seine Hände von Ihrem Kopf zu lassen und einfach nur zu genießen. Kurz gesagt: Sie kontrollieren die Situation, nicht er.

Finden Sie den richtigen Winkel

Das erste Hindernis bei Deep Throat ist der Winkel zwischen dem Mund und dem Rachen. Wenn Sie diesen Winkel nicht beachten, wird der Penis im Mund anstoßen und den Würgereflex auslösen. Heben Sie deshalb das Kinn und legen Sie Ihren Kopf zurück. So entsteht eine geradere Linie zwischen Mund und Rachen, und der Winkel wird kleiner. Dann wird es viel einfacher, den Mund ganz über den Penis zu legen.

Wenn er steht, während Sie sitzen und sich nach vorn beugen, liegt der Kopf natürlich in dieser Position. Einige Penisse stellen jedoch eine größere Herausforderung als andere: Wenn er eine natürliche Biegung nach oben oder unten aufweist, sollten Sie den Winkel entsprechend anpassen.

Überwinden Sie den Würgereflex

Für die meisten ist es möglich, den Würgereflex zu reduzieren, sodass er nicht so leicht ausgelöst wird. Das Fehlen von Angst ist ein wichtiges Schlüsselwort, das Gleiche gilt für das Gefühl der permanenten Kontrolle. Die wichtigste Regel ist, den Penis tief in den Mund zu nehmen, aber aufzuhören, sobald Sie den Würgereflex spüren. Gehen Sie zurück bis zum letzten Punkt, an dem Sie die Kontrolle hatten und machen Sie eine Pause, bis Sie das Gefühl der Kontrolle wieder haben. Gehen Sie wieder runter, aber nehmen Sie Anpassungen im Nacken oder Hals vor, sodass Sie mehr Kontrolle haben. Trainieren Sie unter der Dusche, wenn Sie sich Sorgen wegen Erbrechen machen.

Einige haben jedoch ein größeres Problem mit ihrem Würgereflex - er kann einfach zu präsent sein und unüberwindbares Unbehagen verursachen. Bemühen Sie sich in dem Fall lieber in anderen Bereichen, denn Sex soll Spaß machen, nicht unangenehm sein.

Um dem Würgereflex entgegenzuwirken, ist Feuchtigkeit wichtig, da ein trockener Penis bei den meisten den Würgereflex verstärkt auslöst.

Außerdem müssen Sie testen, wo Sie die Zunge positionieren und wie Sie die Rachenmuskeln entspannen, um ihn zu vermeiden. Sie müssen einfach alles ausprobieren, um herauszufinden, was genau für Sie am besten funktioniert.

Einige raffinierte Tricks
- Machen Sie den hinteren Teil der Zunge so flach wie möglich, wenn Sie den Schaft des Penis nach unten gehen.
- Entspannen Sie aktiv Ihren gesamten Rachen, um den Würgereflex zu verhindern.
- Spannen Sie den ganzen Rachen an und „sichern" Sie ihn, die Zunge und die Muskeln im Hals in derselben Stellung, als würden Sie rülpsen oder „aaa" sagen.
- Kaufen Sie ein Deep Throat Spray, um dem Würgereflex entgegenzuwirken, und verwenden Sie immer weniger und weniger Spray, je besser Sie es beherrschen. Wenn Sie diese Methode wählen, kann es klug sein, dass er ein Kondom benutzt, sodass das Spray sich nicht überträgt und der Penis taub wird. Denn sonst riskieren Sie, dass er nichts spürt.

Besonders gutes Deep Throat

Achten Sie darauf, Ihre Lippen zu verwenden, um Ihre Zähne die ganze Zeit zu bedecken. Indem Sie nach oben gehen und dabei Luft holen, können Sie ein Vakuum erzeugen und die Zunge aktiv am Schaft und der Eichel einsetzen. Passive Zungen, die sich nicht bewegen, schenken nicht so tolle Erlebnisse wie aktive. Ein Vakuum ist notwendig, um durchgehend engen Kontakt mit dem Penis zu halten. Darüber hinaus haben Sie folgende Möglichkeiten:

Techniken kombinieren

Die körperliche Empfindung beim Deep Throat ist nicht unbedingt so sensationell. Daher ist es oft klug, Deep Throat mit üblichem Oralsex zu kombinieren: Variieren Sie zwischen mehreren Techniken oder einer Oralsex-Technik, und gehen Sie ohne vorherige Ankündigung zwischendurch ganz tief runter am Penis. Ein solcher Kombinations-Blowjob sollte Ihnen lange einen Platz in der Oralsex-Hall of Fame einbringen.

Die Hoden und andere erogene Zonen einbeziehen

Sind Sie wirklich gut darin, können Sie den Penis ganz in den Mund nehmen und die Zunge rausstrecken, um gleichzeitig seine Hoden zu lecken. Eine weitere Option ist, mit Ihren Fingerspitzen seinen Damm oder sogar seinen G-Punkt zu stimulieren.

Schnelles rauf und runter

Wenn Sie Ihren Würgereflex gut kontrollieren, können Sie sich schnell auf ihm rauf- und runterbewegen. Seien Sie sich bewusst, dass viele Männer bei dieser Technik sehr schnell kommen.

Nackenmassage

Wenn der Penis in Ihrem Hals ist, massieren Sie den Penis mit Ihrem Hals: Hier können Sie entweder den Kiefer von Seite zu Seite bewegen, die Muskeln spannen und entspannen oder eine Schluckbewegung machen. Dies erfordert zusätzliche Kontrolle und ist nichts für Anfänger, also keine Sorge, wenn es zu schwierig ist: Es ist absolut in Ordnung, es sein zu lassen.

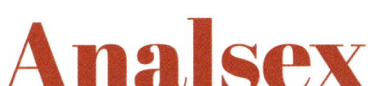

Analsex

Wussten Sie, dass einzelne Frauen leichter durch Analsex kommen als durch vaginalen Sex? Besonders, wenn man gut darin ist, sie auch mental zu stimulieren und ihre erogenen Zonen kennt?

Analsex kann eine angenehme und spannende sexuelle Abwechslung sein, vorausgesetzt, er wird richtig ausgeführt und verursacht keine Schmerzen.

Beim Analsex der empfangende Part zu sein, muss nicht Frauen und homosexuellen Männern vorbehalten sein: Wenn sie einen „Strap-on" benutzt, kann auch in heterosexuellen Beziehungen er der Empfangende sein. Falsch angewandte Analspiele können einen aber zu einem peinlichen Ausflug zum Arzt führen oder viel der Freude zerstören. Daher ist es ratsam, zunächst einige Grundregeln zu etablieren.

Regeln für sichere Analspiele

Dinge, die im Anus gewesen sind, bleiben im Anus (bis Sie sie wieder herausnehmen...)

Die erste Regel beim Analsex ist, nichts in die Vagina einzuführen, das zuvor im Anus war. Das gilt für Finger, Buttplugs und den Penis. Der Grund ist das bakterielle Gleichgewicht. Sich nicht daran zu halten, zieht nicht selten unangenehme gynäkologische Erkrangungen nach sich. Man sollte den Penis auch nicht mit einem Finger berühren, der gerade im Po war und danach vaginalen Sex haben. Kondome und Einmalhandschuhe machen es viel einfacher, hygienisch zu bleiben und kurz geschnittene Nägel sind wichtig, wenn Sie sich kein unfreiwilliges Souvenir einfangen möchten. Achten Sie außerdem darauf, zuerst alle Ringe abzulegen.

Geben Sie nichts in den Anus, das verschwinden kann

Buttplugs sind nicht ohne Grund so konstruiert, wie sie eben konstruiert sind. Das Rektum hat eine wahnsinnige Einsaugfähigkeit, deshalb laufen Sie Gefahr, dass Dinge herausoperiert werden müssen, wenn sie innerhalb des Schließmuskels verschwinden. Vibratoren und Dildos haben hier also nichts zu suchen, und kein Arzt der Welt glaubt Ihnen, dass Sie mit Ihrem Hintern zufällig auf eine Gurke gefallen sind.

Vorbereitung verhindert Missgeschicke

Viele Frauen sind skeptisch gegenüber Analsex, weil sie Angst vor einem „Missgeschick" haben. Der untere Teil des Enddarms ist in der Regel leer, wenn Sie nicht ohnehin aufs WC müssen. Das begründet eigentlich, warum Sorgen vor Missgeschicken größtenteils unbegründet sind. Wenn irgendetwas passieren sollte, akzeptieren die meisten dies als natürlichen Teil des Prozesses - streng genommen ist man ja in einem Gebiet mit hohem Risiko zugange. Um auf der sicheren Seite zu sein, können Sie sogenannte Analduschen anwenden, mit denen Sie den Darm zuerst ausspülen können. Durch Verwendung einer solchen wird das Risiko von ungewollten Ereignissen reduziert.

Angenehmer Analsex

Der Schlüssel zu gutem Analsex ist, sich viel Zeit für das Aufwärmen zu nehmen, vor allem die ersten paar Male. Es ist nicht ungewöhnlich, 1-2 Stunden einzurechnen, um es ganz ohne Schmerzen hinzukriegen - vor allem, wenn der Partner keine Erfahrung mit Analsex hat. Das hat damit zu tun, dass diese Öffnung vereinfacht gesagt von zwei Muskeln gesteuert wird: Dem äußeren, den Sie selbst steuern können, wenn Sie zusammenkneifen, und dem inneren, der nur unbewusst gesteuert wird. Haben Sie keine Lust oder sind angespannt, zieht sich dieser Muskel zusammen und verursacht Schmerzen. Analsex erfordert daher in der Regel in der richtigen Durchführung mehr Vorbereitung als vaginaler Sex. Wenn Sie einfach loslegen wie in Pornos, werden Sie wohl nie wieder die Erlaubnis kriegen, es zu versuchen.

Beginnen Sie sanft und benutzen Sie viel Gleitmittel

Der Penis wird für eine Weile auf die Ersatzbank verbannt. Die wichtigsten Akteure im Analspiel sind die Finger. Beginnen Sie vorzugsweise mit einem kleinen Finger und sorgen Sie für sehr viel Gleitmittel. Speichel reicht nicht aus, denn der Enddarm produziert keine natürliche Feuchtigkeit. Wenden Sie eine kleine, leichte Drehbewegung an, um den Schließmuskels zu passieren.

Wenn der Empfänger sich damit sehr wohl fühlt, können Sie einen größeren Finger verwenden, dann zwei Finger, dann drei oder einen kleinen Buttplug. Bitten Sie Ihren Partner, tief und ruhig zu atmen und große Bewegungen zu vermeiden, bis er oder sie sich wohlfühlt.

Tut es weh, machen Sie etwas falsch

Wenn Sie bereit sind, kommt der Penis wieder ins Spiel. Vermeiden Sie zunächst Stöße. Warten Sie, bis grünes Licht gegeben wird. Oft ist es besser, wenn sich die empfangende Person in Richtung Penis bewegt. Wenn es zu irgendeinem Zeitpunkt weh tut, machen Sie einen Schritt zurück zu dem, was nicht schmerzhaft war. Um Schmerz vorzubeugen, verwenden Sie Gleitmittel. Warten Sie nicht, bis es weh tut. Verwenden Sie weit mehr, als Sie denken zu brauchen und wählen Sie am besten eines auf Silikonbasis. Diese gleiten besser, solche auf Wasserbasis verdunsten oft sehr schnell.

Stimulieren Sie mehrere Lieblingspunkte gleichzeitig

Das Gehirn interpretiert anale Stimulation anders, wenn man ausreichend erregt ist. Daher ist es wichtig, Ihren Partner erregt zu halten und andere Punkte des Körpers zu stimulieren, während Sie sich „aufwärmen". Ein Vibrator in der Vagina oder an der Klitoris zur gleichen Zeit kann Wunder wirken.

Spielen Sie gleichzeitig auf mentaler Ebene

Für viele hat Analsex eine erhebliche psychische Komponente, die oft damit zusammenhängt, damit verbundene Tabus zu brechen, also etwas Schmutziges, Freches oder Obszönes zu tun. Dies ist einer der Gründe dafür, dass viele Menschen Analsex in Verbindung mit SM oder Rollenspielen ausüben.

Sexspielzeug

Solveig Nordanger betreibt lillefrekke.no, einen der größten Online-Shops für Sexspielzeug und sexy Bekleidung in Norwegen. Sie weiß also gut darüber Bescheid, was sich in unseren Nachttischschubladen befindet. Als Gastautorin zu diesem Thema gibt sie eine gründliche Einführung in die Freuden der Männer, Frauen und Paare, die Sexspielzeug im Schlafzimmer bewirken kann:

Sexspielzeug für Männer

In den letzten Jahren gab es zum Glück eine Revolution in der Konzeption und Entwicklung von spannendem Spielzeug für Männer. Künstliche Vaginas wurden durch massenweise lustige und verlockende Spielzeuge für mehr Genuss und Leistung ersetzt.

Penisringe

Penisringe sind sehr beliebt. Sie helfen dabei, das Blut im Penis zu stauen, sodass die Erektion länger hält und Orgasmen viel stärker erlebt werden. Stellen Sie sicher, dass der Penisring nicht zu lange draufbleibt, da das dem Penis schaden kann. Sie sollten einen wählen, der nach Gebrauch wieder leicht zu entfernen ist (es ist wenig sexy und zerstört eher die Stimmung, wenn Sie ihn nur mühsam wieder runterkriegen).

TIPP: *Penisringe sind in vielen Varianten erhältlich, sowohl mit als auch ohne Vibrator. Die Vibration kann die Hoden oder die Klitoris stimulieren, dann steigert sich auch ihre Lust.*

Fleshlight

Das weltweit beliebteste Spielzeug für Männer heißt Fleshlight. Dies sind Masturbations-Boxen, die innen besonders weich und realistisch sind, mit Material, das sich wie „echte Haut" anfühlt. Einige Männer haben sogar festgestellt, dass Sex mit einem Fleshlight mit echtem Sex konkurrieren kann. Fleshlights gibt es in vielen verschiedenen Variationen und einige von ihnen können verwendet werden, um die Kontrolle über die Ejakulation zu trainieren.

Ein weiteres Produkt, für das viele mittlerweile offener sind, heißt Autoblow. Näher kann man einem richtigen Blowjob wohl nicht kommen, wenn man allein spielt. Autoblow ist eine motorisierte Hülle, die bewirkt, dass Sie das Ziel auf eine ganz neue Art und Weise erreichen. Üblicherweise in drei verschiedenen Größen erhältlich.

TIPP: *Fügen Sie Fleshlight oder Autoblow Ihrem sexuellen Repertoire hinzu. Sie eignen sich sowohl als Element des Vorspiels als auch als Teil von leichten Fesselspielen: Wenn er festgekettet ist, die Augen verbunden hat und an den Rand des Orgasmus gebracht wird, bevor sie ihn schließlich kommen lässt, wird das wohl ein spannender Abend für ihn.*

Anale Freuden

Es gibt viele Spielzeuge, die für den G-Punkt des Mannes verwendet werden können. Hier ist es empfehlenswert, mit einem Anfänger-Set zu starten, das Buttplugs in verschiedenen Größen beinhaltet, bevor man möglicherweise zu Buttplugs aus Stahl oder Glas übergeht. Das ist übrigens weniger dramatisch als es klingt. In der Tat isind sie eine der besten Möglichkeiten, Hygiene zu gewährleisten.

TIPP: *Einige Sex-Spielzeuge für anale Stimulation bei Männern sind darauf ausgelegt, dass sie an ihrem Platz bleiben und kontinuierliche G-Punkt-Stimulation, auch beim Geschlechtsverkehr, bieten.*

Penispumpen

Penispumpen gehören zu einer Produktgruppe, die viele Männer für sich entdeckt haben. Diese sind in verschiedenen Ausführungen erhältlich, von einfachen manuellen hin zu modernen digitalen Produkten, und bieten anscheinend eine (temporäre) Zunahme sowohl der Dicke als auch der Länge des Penis.

TIPP: *Neben erhöhtem Genuss und stärkerer Empfindsamkeit bieten Penispumpen eine gute Alternative, wenn er mit Erektionsschwierigkeiten zu kämpfen hat, da der Penis buchstäblich aufgepumpt wird.*

Öle und Cremes für mehr Vergnügen

Die Palette von prickelnden Cremes und Gelen für Männer ist auch gewachsen. Nun gibt es viele spannende Produkte, die Ihnen ein warmes und/oder pralles Gefühl geben, andere wiederum erhöhen die Empfindsamkeit. Öle und Gleitmittel mit Aromen, die auf unterschiedliche Weise anregen, haben ebenfalls an Popularität gewonnen.

TIPP: *Wenn Sie keine Kondome verwenden, wird die Wirkung der Orgasmus-Creme oder des Öls auf sie übertragen. Man sollte die Produkte an einem anderen Teil des Körpers ausprobieren, um sicherzugehen, dass beide es vertragen.*

Hängende Hoden und Penishüllen

Zu den neuesten Produkte auf dem Markt zählen die von Perfect Fit. Bisher am beliebtesten ist ein starker „Ball Stretcher", der an den Hoden hängt. Dieser gibt dem Mann zusätzliches Gewicht und somit ein spannendes und völlig neues Gefühl. Er ist in vielen verschiedenen Variationen erhältlich, und sein Material super elastisch. Außerdem gibt es eine „echte Haut"-Hülle, die man auf den Penis legt und die sehr wirksam ist.

TIPP: *Beide Produkte können beim Geschlechtsverkehr angewandt werden. Die „echte Haut"-Hülle kann benutzt werden, wenn Sie mit verschiedenen Größen und neuen körperlichen Empfindungen experimentieren wollen.*

Sexspielzeug für Frauen

Vibratoren

Die meisten Frauen unter fünfzig haben mindestens einen Vibrator in petto. Die Auswahl bei Vibratoren hat auch stark zugenommen. Häschenvibratoren sind seit Jahrzehnten beliebt, bekommen aber nach und nach starke Konkurrenz, unter anderem von „The Wand", was so viel wie „der Zauberstab" bedeutet. Sobald Sie sich einen geholt haben, sollten Sie ihn an allen erogenen Zonen des Körpers ausprobieren, nicht nur auf der Klitoris. Richten Sie ihn direkt auf die Klitoris, müssen Sie darauf vorbereitet sein, schnell und heftig zu kommen. Klitorisvibratoren sind jetzt auch in kleinen, handlichen und feinen Ausführungen erhältlich, die Ihnen die maximale Wirkung in kürzester Zeit bieten.

TIPP: *Sie können zwischen einer Vielzahl von Modellen unterschiedlicher Geschwindigkeit und Intensität wählen. Die beliebten Fingervibratoren bieten fokussierte Sofort-Stimulation und sind leicht mit Geschlechtsverkehr zu kombinieren.*

G-Punkt-Stimulation

G-Punkt-Vibratoren sind so ausgelegt, dass sie die Schwingungen direkt an den G-Punkt leiten. Sie geben Ihnen eine ganz andere Orgasmuserfahrung als klitorale Vibratoren.

TIPP: *Um den G-Punkt zu stimulieren, ist es wichtig, den Vibrator im richtigen Winkel einzusetzen. In vielen Fällen bedeutet dies, dass die Bewegung nicht dem klassischen „Rein-raus-Muster" folgt, sondern eher von unten nach oben geschieht.*

Dildos

Dildos vibrieren nicht und einige bevorzugen sie gerade deshalb. Hier haben Sie eine große Auswahl - alles von lebensechten Peniskopien bis zu Dildos aus Glas, Stahl und vielen anderen Materialien (bei denen man mit der Temperatur experimentieren kann). Die meisten Spielzeuge werden zur Zeit aus Silikon hergestellt und sind sowohl gesundheits- als auch umweltfreundlich, sodass Sie sich nicht um allergische Reaktionen und Schwermetalle kümmern müssen.

TIPP: *Bei einigen Frauen wird der tiefe Punkt stimuliert, wenn die Neigung Ihrer Beine nach hinten stark ist und die Muskeln des Unterleibes ein wenig angespannt sind, sodass der Dildo oder Vibrator die Vertiefung erreicht, in welcher der Punkt liegt.*

Druckwellen als Stimuli

Sie finden auf dem Markt ebenfalls Trend-Produkte, die eine berührungslose klitorale Stimulation bieten. Sie legen die Spitze des Spielzeugs an die Klitoris und erleben dann, wie die Klitoris sanft „angesaugt" und durch pulsierende Druckwellen berührungslos erregt wird. Es handelt sich also weder um einen Dildo, noch einen Vibrator, aber der Effekt wird Sie umhauen. Dies ist eine Technologie, die Frauen weltweit schneller und heftiger zum Höhepunkt kommen lässt.

TIPP: *Lassen Sie Ihren Partner mitspielen.*

Liebeskugeln für die Vagina

Liebeskugeln können zusammen mit Ihrem Partner und für Ihre eigene Lust verwendet werden. Durch die Stärkung der Muskeln erhöhen Sie die Intensität des Orgasmus und sind in der Lage, härter um den Penis zuzudrücken, was Ihr Partner auf jeden Fall zu schätzen wissen wird.

TIPP: *Darüber hinaus bietet eine starke Beckenbodenmuskulatur weniger Risiko von Harnverlust im Alter.*

Gleitmittel, Orgasmuscremes und Öle

Es gibt eine Vielzahl von Cremes und Ölen, die Ihnen spannende und extra prickelnde Erfahrungen bescheren und auch für ihn verwendet werden können. Gleitmittel ist nicht gleich Gleitmittel: Verschiedene Typen werden für verschiedene Zwecke eingesetzt.

Sie werden feststellen, dass Gleitmittel auf Silikonbasis etwas glatter und langanhaltender sind als die auf Wasserbasis. Wenn Sie damit zu kämpfen haben, dass Sie sehr trocken werden oder wenn Sie Sex im Wasser haben wollen, sind solche silikonbasierten Produkte geeigneter. Beachten Sie jedoch, dass Sie nie Gleitmittel aus Silikon mit Silikonspielzeug verwenden dürfen, da das Gleitmittel dem Spielzeug im Laufe der Zeit schaden kann.

Gleitmittel auf Wasserbasis können sicher zusammen mit allen Spielzeugen und beim Geschlechtsverkehr verwendet werden. Sie ziehen jedoch schnell ein und funktionieren schlecht im Wasser, weil sie leicht abwaschbar sind.

TIPP: *Besorgen Sie doch beide Arten von Gleitmittel, dann ist das richtige Flutschen jederzeit garantiert. Stellen Sie außerdem sicher, dass Sie nur Dinge in die Vagina einführen, die dafür gemacht sind, sodass Sie das natürliche bakterielle Gleichgewicht nicht stören.*

Sexspielzeug für Paare

Ferngesteuertes Spielzeug

Die mit Abstand beliebtesten Spielzeuge für Paare sind drahtlose, vibrierende Goodies, die per Fernbedienung gesteuert werden können. Diese gibt es in vielen Varianten, einschließlich der kleinen Vibratoren, die sie sich ins Höschen geben kann, eiförmigen Vibratoren, die auf Ton reagieren (wie Bassrhythmen auf einem Konzert), ferngesteuerte Buttplugs etc. Einige dieser Spielzeuge können per Funk oder Bluetooth gesteuert werden. Mit anderen Worten: Sie können sich auf den gegenüberliegenden Seiten der Welt bewegen und nun aufregende Lustspielchen erleben, die früher undenkbar gewesen wären.

TIPP: *Ihrer Fantasie sind keine Grenzen gesetzt. Verwenden Sie Spielzeug in der Öffentlichkeit (im Restaurant, im Taxi, im Fitnessstudio, etc.) und erleben Sie die „Angst", dass jemand entdecken könnte, was Sie tun (es passiert nie, aber kann man ganz sicher sein?).*

Elektrischer Spaß

Es gibt auch einiges für Personen mit besonderen Vorlieben, wie Elektrosexspielzeug. Auf dem Markt finden Sie beispielsweise Vibratoren und Buttplugs, die kleine und dennoch spürbare Stromschläge abgeben. Darüber hinaus gibt es eine Reihe von speziellen Elektrosexspielzeugen, die man an verschiedenen Körperteilen befestigen kann.

TIPP: *Kombinieren Sie solche Geräte mit dem Verbinden der Augen, dann werden die Erfahrungen ganz anders und viel intensiver sein.*

Sexmöbel

Sexmöbel sehen aus wie normale Möbel, sind aber speziell für Sex gestaltet. Sowohl Sexmöbel als auch Sexschaukeln bieten eine Reihe von neuen Winkeln, sodass Sie genau dorthin zielen, wo es sich am besten anfühlt.

TIPP: *Denken Sie darüber nach, wie der Penis in der Vagina auftrifft und kippen Sie das Becken so, dass die besten Punkte stimuliert werden.*

SM- und Bondage-Spielzeug

In den letzten Jahren wurde es beliebter, mit bewegungseinschränkendem Spielzeug zu experimentieren. Es gibt eine Reihe von verschiedenen Arten von Kleidung, Handschellen, Knöchelmanschetten, Spreizstangen, Halsbänder und natürlich Peitschen und Pads in vielen Varianten.

TIPP: *Wenn es ums Peitschen geht, ist die allgemeine Regel: Je dünner eine Peitsche ist, desto heftiger schlägt sie zu. Probieren Sie verschiedene aus und stecken Sie gemeinsam Ihre Grenzen ab. Versuchen Sie, ein vorher vereinbartes „Codewort" zu finden, das im Ernstfall angewandt werden kann. Achten Sie darauf, dass bewegungseinschränkendes Spielzeug wieder leicht zu entfernen ist - wenn Sie die Hilfe der Feuerwehr benötigen, läuft etwas schief.*

Rollenspiele

Rollenspiele ins Sexleben einzubauen, kann sehr spannend sein und wird für viele als neuer Impuls in der Beziehung wahrgenommen. Unzählige Kostüme stehen zur Auswahl. Am beliebtesten sind zweifellos Hausmädchen-, Polizei-, Schulmädchen- und Krankenschwesternuniformen.

TIPP: *Rollenspiele können mit den meisten Spielzeugen kombiniert werden.*

Spielzeug für den Einsatz während des Geschlechtsverkehrs

C-förmige Spielzeuge werden produziert, um das Innere der Vagina, also den G-Punkt und gleichzeitig die Klitoris zu stimulieren.

TIPP: *Diese Art von Spielzeug kann für ihn mehr Reibung beim Geschlechtsverkehr bieten. Darüber hinaus erhöht es die Chance, dass sie kommt, und es kann eine kluge Wahl sein, wenn die Größe des Penis und der Vagina nicht ganz zusammenpassen.*

~04
Multiple und Ganzkörper-Orgasmen

Sowohl Männer als auch Frauen können
mehrere Orgasmen hintereinander haben.
Orgasmen, die auf ein Niveau gehoben
werden können, das „normale" Orgasmen
im Vergleich dazu blass aussehen lässt.
Hier zeigen wir Ihnen, wie das geht.

▼

Multiple Orgasmen

Multiple Orgasmen sind Orgasmen ohne Verlust von Lust, Erregung oder Erektion. Sie werden in der Regel mit jedem Mal besser und besser. Die meisten multiorgasmischen Männer haben viele Orgasmen ohne Ejakulation, auch trockene Orgasmen genannt, wobei einige Leute berichten, dass ein paar Tropfen zwischendurch herauskommen können. Sie können daher mehrere Orgasmen in Folge haben.

Weibliche multiple Orgasmen

Frauen haben einen erheblichen sexuellen Vorteil: Sie können einen Orgasmus nach dem anderen ohne Techniken und Training haben, wie es für Männer notwendig ist.

Alles, was man tun muss, damit eine Frau, die gerade einen Orgasmus hatte, noch mal oder sogar mehrmals kommt, ist Folgendes: Mit der Stimulation weitermachen. Manchmal sind kurze Ruhephasen und die fortgesetzte Konzentration auf etwas Sexuelles nötig, um erneut genießen zu können.

Einige Bereiche, vor allem die Klitoris, können nach dem Orgasmus überempfindlich sein. Stimulieren Sie einfach nicht genau dort, sondern ein wenig daneben und schon lösen Sie den nächsten Orgasmus aus. Denken Sie daran weiterzumachen, bevor der Körper Zeit hat, um in den „Sleep-Modus" zu kommen. Manche Frauen sind so müde nach dem ersten Orgasmus, dass sie keinen zweiten Orgasmus schaffen. Wenn das auf Sie zutrifft, ist nichts falsch mit Ihnen. So funktioniert Ihre Sexualität eben. Das Wichtigste ist, dass Sie das tun, was für Sie richtig ist.

Können Sie die richtigen Gefühle wecken und diese mit solider körperlicher Stimulation kombinieren, haben Sie das Rezept für guten Sex. Schaffen Sie außerdem die richtige Kombination aus Techniken und emotionaler Stimulation, können Sie es sogar noch weiter bringen: Einige Frauen gehen in einen Zustand, in dem sie von einem in einen weiteren Orgasmus übergehen, wenn man bei ihnen in beiden Bereichen genau ins Schwarze trifft. Die überwiegende Mehrheit kann einen solchen „orgasmischen" Modus erreichen, wenn sie dem Rezept für multiple Orgasmen folgt und die Stimulation fortsetzt.

Es kann auch hilfreich sein, zwischen klitoralen und vaginalen Orgasmen zu variieren, indem ihre verschiedenen Punkte stimuliert werden. Dies vermeidet auch, dass sie überreizt wird. Bevor sich die Kontraktionen des letzten Orgasmus vollständig geben, können Sie den nächsten Punkt weiter stimulieren und auf diese Weise zwischen klitoralen und vaginalen Orgasmen wechseln.

Männliche multiple Orgasmen

Frauen, die orgasmisch sind, sind im Großen und Ganzen auch multiorgasmisch, wohingegen männliche multiple Orgasmen immer noch von 95 Prozent der Bevölkerung als Mythos angesehen werden. Die meisten „wissen", dass Männer mit der Ejakulation ihren einen Orgasmus bekommen und sofort danach einschlafen.

Dies entspricht auch den meisten Männern, aber die Wahrheit ist, dass auch diese multiple Orgasmen haben können. Der Unterschied ist, dass man manches für diese Männer anpassen muss, und das kann Arbeit bedeuten. Die Belohnung ist jedoch so groß, dass wir allen Männern empfehlen, es zu trainieren. Nicht nur, weil die Lust immer größer und die Orgasmen häufiger werden, sondern auch, weil Sie so lange wie Sie und Ihr Partner/ihre Partnerin das möchte/n, Geschlechtsverkehr haben können.

Orgasmus und Ejakulation sind zwei verschiedene Prozesse

Ein Orgasmus ist ein Feuerwerk der positiven und angenehmen Empfindungen im Körper. Ein Samenerguss - auch Ejakulation genannt - besteht aus Spermien, die mit Samenflüssigkeit gemischt sind und durch einen Reflex im Rückenmark aus dem Körper gepumpt werden. Man spricht also über zwei völlig verschiedene Prozesse im Körper, die bei den meisten fast gleichzeitig geschehen. Die gute Nachricht ist, dass man sie unterscheiden lernen kann. Kinsey, der berühmte Sexualforscher, war unter den ersten, der etablierte, dass ein Orgasmus ohne Ejakulation auftreten kann und Taoisten praktizieren dies seit mehreren tausend Jahren. Wissenschaftler, die multiorgasmische Männer im Labor studiert haben, haben festgestellt, dass diese Männer ein ähnliches Orgasmusmuster aufweisen wie das multiorgasmischer Frauen.

Der Samenerguss bringt hormonelle Veränderungen mit sich, die bei vielen verursacht, dass Libido und Erektion verschwinden und der Sandmann wichtiger wird als Sex. Der Orgasmus selbst hat diese Wirkung allerdings nicht. Wenn Sie zwischen diesen beiden unterscheiden lernen, können Sie viele Orgasmen in Folge haben - ohne dass Ihr Penis zwischen den Runden schlapp macht.

Der Weg zu multiplen Orgasmen für ihn

Hier sind einige von Dags Erfahrungen, wie er die verschiedenen Orgasmusebenen erreichte und welche Veränderungen dies für sein Sexualleben mit sich brachte.

,, Um mich so zu trainieren, dass ich multiple Orgasmen haben kann, musste ich doch irgendwie Orgasmen haben - entweder beim Sex oder durch sogenanntes „Eigentraining". Das ist ein Wort, das spannend und elegant klingt, aber lassen Sie uns das Kind beim Namen nennen: Wir sprechen über gutes, altmodisches Wichsen.

Ich trainierte über eine Stunde pro Tag, 4-5 Tage pro Woche. Etwa einen Monat nachdem ich angefangen hatte, geschah das, worauf ich so lange gewartet hatte: Ich hatte meinen ersten trockenen Orgasmus. Wovon ich dachte, es würde der größte Tag meines Lebens sein und das Erstaunlichste, was ich je erleben würde, war eine riesige Enttäuschung. Der Orgasmus war nicht nur viel schwächer als das, was ich gewohnt war, sondern er dauerte auch noch kurz. Es war fast so, dass ich mich selbst fragte, ob das ein Orgasmus gewesen war oder nur ein gescheiterter Samenerguss.

Ich war kurz davor, aufzugeben und kontaktierte als letzten Hilferuf Lillian, um sie zu fragen, was ich anders machen sollte.

Ihre Antwort hatte ich überhaupt nicht erwartet: „Gut! Jetzt sind Sie auf der Zielgeraden und bald am Ziel. Ihr Körper hat gelernt, dass es möglich ist, ein anderes Orgasmusmuster zu erleben. Die Orgasmen können in ihrer Intensität leicht variieren, da Ihr Körper sich umstellt. Das einzige, was noch zu lernen ist, ist wie man den Lautstärke-Regler aufdreht. Machen Sie weiter so, dann sind Sie schneller am Ziel, als Sie denken."

Die darauffolgende Zeit war sehr interessant. Die Orgasmen wurden immer mächtiger und ich hatte mehrere nacheinander. Typischerweise hatte ich 4-5 pro Abend, wenn ich trainierte, und am Schluss waren sie genauso intensiv wie die Samenerguss-Orgasmen.

Der Weg zu multiplen Orgasmen

Durch grundlegende Übungen und Lustorientierung haben Sie wahrscheinlich, wie ich, schon bemerkt, dass der Genuss bereits deutlich zugenommen hat. Sie sind aufmerksamer, was im Körper geschieht, was das Fundament der multiplen Orgasmen ist. Von jetzt an werden die Dinge stetig besser.

Die Fortsetzung besteht aus Übungen, die den PC-Muskel trainieren, den wir bald näher beschreiben werden. Die Techniken ermöglichen es Ihnen, Ihre eigene Erregung zu steuern. Wenn Sie mit vorzeitiger Ejakulation zu kämpfen haben, können diese Techniken helfen, ausdauernder zu werden.

Schließlich schauen wir uns die Übung „Big Draw" an, die Sie einen Orgasmus von der Ejakulation unterscheiden lässt und sicherstellt, dass Sie vollständig multiorgasmisch werden.

Auf dem Weg dorthin werden Sie verschiedene Phasen erleben. Der zeitliche Aufwand ist eine Schätzung, also die Zeit, die eine Person normalerweise braucht, um die nächste Phase zu erreichen. Wenn Sie kürzer oder länger brauchen, ist das in Ordnung. Wie schnell jeder die verschiedenen Ebenen erreicht, variiert von Person zu Person.

Wenn Sie dem vorgeschlagenen Plan und den Übungen folgen, werden Sie vollständig multiorgasmisch sein. Das heißt, dass Sie so viele Orgasmen bekommen können wie Sie wollen, wann immer Sie wollen und diese werden mit der Zeit immer stärker und stärker werden.

Phase	Übung	Zeit	Kommentar
Normale Orgasmen und Fokus auf Lust (für sie und ihn)			Hier beginnen die meisten Menschen und wir hoffen, Sie sind jetzt dort (nachdem Sie die ersten drei Kapitel schon gelesen haben).
Training des PC-Muskels, weiteres Verfahren (für sie und ihn)	PC-Drücken um die Kraft des PC-Muskels zu trainieren	5 Wochen	Jetzt sollten Sie Ihren PC-Muskel trainieren, um so stark zu sein, dass Sie einen Samenerguss zurückhalten können.
Ihre ersten multiplen Orgasmen (für ihn)	Big Draw	5 Wochen	In diesem Abschnitt lernen Sie die Übung „Big Draw" und wie man einen Orgasmus von einer Ejakulation unterscheiden kann. Das gibt Ihnen Ihre ersten multiplen Orgasmen.

Einige Ratschläge, bevor Sie beginnen

Erzählen Sie Ihrer Partnerin von Ihrem Ziel, bevor Sie mit dem Training beginnen. Wenn Sie selten oder nie onanieren und sich plötzlich jeden Tag eine Stunde im Badezimmer einsperren, um zu masturbieren und multiple Orgasmen zu trainieren, kann dies seitens Ihrer Partnerin falsch interpretiert werden und unerwartete Probleme verursachen.

Wir reden viel darüber, wie man Samenerguss-Orgasmen vermeiden kann, aber achten Sie darauf, diesen nicht den schwarzen Peter unterzuschieben. Sie sollten versuchen, ihn zu vermeiden, wenn Sie die Übungen machen. Wollen Sie jedoch einen Samenerguss haben, sollten sie das auch zulassen. Das ist immerhin eine der schönsten Sachen der Welt.

Wenn Sie nahe der Spitze der Erregungskurve trainieren, ist es auch normal, dass Sie über den „point of no return" fallen und Ejakulationen haben - auch dann, wenn Sie sie nicht wollen. Wenn dies geschieht - und es wird passieren - lassen Sie sich nicht entmutigen. Jetzt, wo sie so weit gegangen sind, haben Sie gelernt, dass sich die Grenze beim nächsten Mal verschieben kann.

Achten Sie darauf, die Kontinuität zu halten, konzentrieren sich auf den Prozess und darauf, das zu üben, wofür Sie sich entschieden haben. Denken Sie auch daran, dass Ihr Körper kein Roboter ist. An manchen Tagen fühlen Sie sich einfach nicht danach, etwas Sexuelles zu machen. Das sollten Sie respektieren und sich nicht zu etwas zwingen. Denn das könnte negative Assoziationen hervorrufen. Sind Sie an einem Tag nicht im Rhythmus, versuchen Sie es lieber am nächsten Tag wieder und Sie werden sehr schnell erkennen, dass Sie viel mehr Kontrolle über Ihre Lust bekommen und diese viel stärker wird.

Das Training des PC-Muskels

Der PC-Muskel (lat. Musculus pubococcygeus, „Schambein-Steißbein-Muskel") besteht aus einer Reihe von Muskeln, die vom Schambein zurück zum Steißbein verlaufen und somit die männlichen und weiblichen Geschlechtsorgane im Bereich des Beckenbodens umgeben.

Einen starken PC-Muskel zu haben, hat gesundheitliche Vorteile. Er bringt unter anderem stärkere Erektionen und verringert das Risiko, inkontinent zu werden (für beide Geschlechter). Da er bei Männern gleich neben der Prostata liegt, wird sie zusätzlich stimuliert, wenn Sie den PC-Muskel anspannen.

Ihr Auftrag ist es, diesen Muskel zu trainieren, bis Sie ihn mit voller Kraft anspannen und für 10-15 Sekunden halten können - also so lange, wie ein Orgasmus dauert -, um die Ejakulation zurückzuhalten. Für Frauen bringt eine starke Unterleibsmuskulatur mehr Genuss. Man kann heftigere Orgasmen erleben und die Scheide fühlt sich durch den PC-Muskel während des Sex für beide Partner enger an.

Test: Überprüfen Sie die Stärke Ihres PC-Muskels

Diese Übung ist für beide Geschlechter und kann am WC gemacht werden. Wenn Sie das nächste Mal pinkeln, warten Sie auf einen starken Strahl und klemmen Sie ihn durch Anspannen des PC-Muskels ab. Wenn Sie den Strahl relativ schnell abzwicken können, haben Sie einen starken PC-Muskel. Dauert es etwas länger, bis der Strahl abkappt, haben Sie einen mittelstarken Muskel und wenn Sie ihn nicht vollständig abkappen können, es also noch weiter tropft, haben Sie einen schwachen PC-Muskel. Egal, wie stark Ihr PC-Muskel ist, es ist in Ordnung. Das einzige, was davon abhängt, ist, wie lange Sie trainieren müssen, um ihn stark genug zu bekommen, um eine Ejakulation zurückzuhalten. Denken Sie daran, dass dies nur ein Test ist und nicht unbedingt die beste Möglichkeit, die Muskeln zu trainieren.

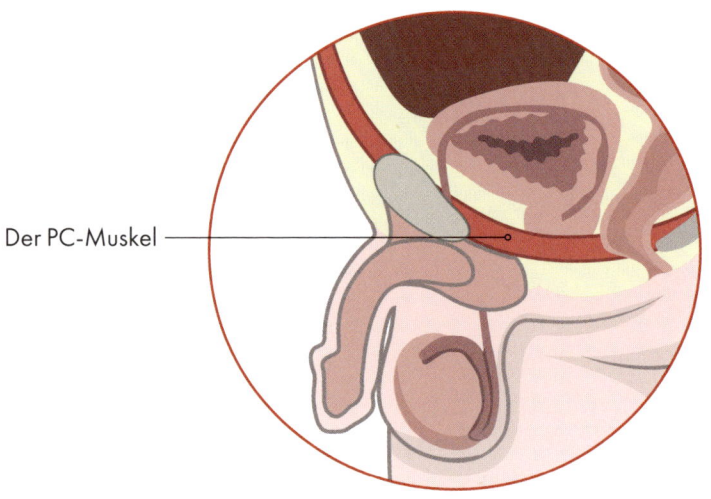

Der PC-Muskel

Vorbereitungen (eine Woche)

- **Tag 1-3**
  Für ihn: Legen Sie sich auf Ihre Seite im Bett, spreizen Sie die Beine ein wenig und halten Sie eine leichte Beugung im Knie. Führen Sie Ihren Arm von vorn zwischen Ihre Beine. Legen Sie Ihre Fingerspitzen auf den Damm, den fleischigen Bereich zwischen den Hoden und dem Po-Loch und drücken Sie leicht mit dem Finger. Nun spannen Sie den PC-Muskel mit der gleichen Bewegung an, mit der Sie den Fluss des Urins unterbrechen würden. Sie machen es richtig, wenn etwas gegen Ihre Finger drückt beim Anspannen. Der Muskel fühlt sich wie eine etwas dickere Gitarrensaite an, die stärker wird, wenn sie trainiert wird.

  Für sie: Führen Sie ein oder zwei Finger in die Vagina ein und spannen Sie den PC-Muskel auf die gleiche Weise an wie oben beschrieben. Sie spüren einen „Ring" von Muskeln, der die Finger umschließt. Es fühlt sich auch so an, als würden sich die Muskeln ein wenig „heben".

- **Tag 3-7**
  Das Ziel ist es nun, den PC-Muskel zu isolieren. Dies bedeutet, dass alle anderen Muskeln rundherum, wie das Gesäß, der Rücken, der Bauch und die Oberschenkel sich entspannen. Wenn Sie dies meistern, können Sie die Übung im Sitzen machen. Das Ziel ist es, in der Lage zu sein, die Übung zu machen, ohne mit den Fingern nachzufühlen.

Krafttraining

Sie sind nun bereit für das Krafttraining. Eine Kontraktion ist, wenn man den Muskel zusammenzieht, ihn hält und dann wieder loslässt. Eine Serie ist eine bestimmte Anzahl von Kontraktionen - zum Beispiel zehn. Starten Sie auf der 1. Ebene. Ist das zu einfach, gehen Sie weiter zu Ebene 2. Merken Sie, dass eine Ebene zu schwierig ist, gehen Sie zur vorherigen Ebene zurück und machen diese noch 1-2 Wochen lang, bevor Sie wieder die nächste Ebene versuchen.

Wenn Sie eine ganze Woche auf der Expertenebene schaffen, sollte der PC-Muskel stark genug sein, um den Samenerguss vom Orgasmus zu trennen und Sie sind bereit für Ihren ersten trockenen Orgasmus.

Der PC-Muskel kann leicht dazu eingesetzt werden, die Erregung zu kontrollieren. Spannen Sie ihn an und halten Sie ihn für 5 Sekunden, wenn Sie Ihre Erregung während des Verkehrs zügeln wollen.

Level	Anfänger	Fortgeschrittene	Profis	Experten
Dauer des Zusammen-ziehens	2 Sekunden	5 Sekunden	10 Sekunden	15 Sekunden
Pausen zwischen den Kontraktionen	2 Sekunden	5 Sekunden	5 Sekunden	5 Sekunden
Pause zwischen den Serien	30 Sekunden	30 Sekunden	1 Minute	1 Minute
Tagesziel	15 Serien zu 10 Kontraktionen	15 Serien zu 10 Kontraktionen	15 Serien zu 10 Kontraktionen	20 Serien zu 5 Kontraktionen

Big Draw

Jetzt ist es Zeit, multiorgasmisch zu werden. Sie haben Ihre Übungen gemacht und wissen genau, wo Sie sich auf der Erregungsskala befinden. Darüber hinaus haben Sie einen starken und soliden PC-Muskel und sind bereit für das große Finale. Dies wird mit einer Übung namens „Big Draw" geschehen.

Diese und viele der Übungen in diesem Kapitel sind eine vereinfachte Version der beschriebenen Übungen in *The multiorgasmic man* von Mantak Chia und Douglas Abrams.

1. Arbeiten Sie sich hoch, bis Sie fast am „point of no return" sind. Nun wird es ernst, und Sie müssen so nah wie möglich am Orgasmus sein, um es zu schaffen.

2. Stoppen Sie jegliche Stimulation, ziehen Sie den PC-Muskel so fest zusammen wie Sie können, und halten Sie ihn angespannt. Sie sollten nun am „point of no return" schweben, denn Sie sind knapp davor, einen Orgasmus zu haben.

    Atmen Sie tief durch die Nase ein und durch den Mund aus und wiederholen Sie alles. Sie sollten jetzt heftig und schnell atmen, ca. 1 Sekunde dauert hier das Ein- und Ausatmen, also geht es ganz schön ab. Während Sie atmen, stellen Sie sich bildlich vor, wie Sie den Orgasmus den Rücken entlang hinaufziehen. Sie werden großen Druck im Schritt spüren und Sie müssen sich aufs Atmen konzentrieren und darauf achten, dass die Energie nach hinten gezogen wird, um zu vermeiden, dass der Samenerguss sich aufzwingt. Diese Energie beschreiben wir näher im Abschnitt über Ganzkörper-Orgasmen.

3. Reiten Sie im Sturm. Halten Sie den PC-Muskel angespannt, atmen Sie und ziehen Sie den Druck gedanklich vom Schritt weg. Sie werden ein Pumpen der Prostata spüren, als ob ein Samenerguss geschehen würde, aber nichts wird herauskommen. Ein kleines

bisschen Sperma oder Lusttropfen können entweichen, aber es sollte an diesem Punkt kein vollwertiger Samenerguss sein. Halten Sie den PC-Muskel angespannt, konzentrieren sich auf die Ein- und Ausatmung, und arbeiten Sie sich durch den Orgasmus.

Bei richtiger Ausführung sollten Sie in der Lage sein, den Sex oder die Masturbation, gleich nachdem der Orgasmus nachgelassen hat, fortzuführen, und der Penis sollte in etwas genauso steif sein wie zuvor. Es ist normal, dass die Erektion gleich nach dem Orgasmus ein bisschen weicher wird, aber Sie sollten weiterhin in der Lage sein, Sex zu haben. Viele Männer spüren nach dem Samenerguss eine besondere Empfindlichkeit oder sogar Schmerz an der Eichel. Dieses Gefühl sollten Sie nach einem trockenen Orgasmus nicht so stark empfinden, aber die ersten Sekunden können sich etwas wund anfühlen.

Gewöhnliche Herausforderungen im Prozess

Keine ausreichende Kontrolle über die Erregungskurve oder den Grad der Präsenz im Körper

Wenn Sie Ihren Körper nicht stark genug spüren, also nicht präsent in ihm sind, wird es schwierig sein zu wissen, wann Sie die Stimulation stoppen sollten. Wenn es häufig passiert, dass der „point of no return" sehr plötzlich kommt, ist es an der Zeit, einen Schritt zurück zu machen und sich wieder auf den eigenen Körper zu konzentrieren. Arbeiten Sie mehr mit der Erregungskurve und der Lustorientierung und machen Sie die Übungen „Genussorientierter Sex" (Seite 29), um sich selbst besser kennenzulernen.

PC-Muskelkraft

Wenn Sie merken, dass „Big Draw" anfangs gut funktioniert, sich der Samenerguss letztendlich aber durchsetzt, ist das ein Zeichen dafür, dass Ihr PC-Muskel nicht stark genug ist. Machen Sie weiterhin das Trainingsprogramm für den PC-Muskel, und trainieren Sie „Big Draw" in regelmäßigen Abständen. Dann wird der PC-Muskel stark genug sein und Sie werden es hinkriegen.

Timing

Um einen Freund von mir zu zitieren: „Wenn man den „point of no return" passiert hat, geht es nicht darum, wie stark der PC-Muskel ist. Zehn wilde Pferde werden nicht in der Lage sein, die Ejakulation zurückzuhalten." Deshalb ist der Zeitpunkt hier so wichtig. Wenn Sie bei „Big Draw" immer ejakulieren, ist das ein Zeichen dafür, dass Sie die Stimulation zu spät stoppen. Versuchen Sie „Big Draw" ein bisschen niedriger auf der Erregungskurve anzusetzen, sodass Sie den „point of no return" nicht überschreiten.

Machen Sie den „Big Draw", haben aber nie das Gefühl, davon einen Orgasmus zu bekommen, versuchen Sie es mit mehr Stimulation, sodass Sie beim nächsten Mal noch höher auf der Erregungsskala liegen. Die Stimulation im richtigen Augenblick zu stoppen, sodass man genau den richtigen Punkt trifft und „Big Draw" schafft, ist häufig eine Trainingsfrage. Einige Versuche können notwendig sein, um dies hinzukriegen. Versuchen Sie, weiterhin die Konzentration zu halten, die Übungen zu machen, und Sie werden es schließlich schaffen.

Veränderungen im Orgasmusmuster

Wenn Sie das Timing hinkriegen und „Big Draw" ohne Samenerguss schaffen, passiert es sehr häufig, dass die ersten Orgasmen viel schwächer sind als Sie es gewohnt sind. Das ist ganz normal und eigentlich eine gute Sache. Wenn Sie gleich so starke Orgasmen bekommen, wie Sie es gewohnt sind, nur, dass diese trocken sind, ist dies super. Die überwiegende Mehrheit erlebt zu Beginn jedoch, dass die Qualität der Orgasmen beim „Big Draw" niedriger ist als bei gewohnten Samenerguss-

Orgasmen.

Andere Dinge, die ganz normal sind und die auch ich erlebt habe, sind:
- Sie fühlen sich, als ob Sie einen Orgasmus verloren haben, indem Sie sich zum „point of no return" hocharbeiten und plötzlich mit der Erregung wieder bei Null sind
- Sie einen teilweisen Orgasmus haben, der nicht besonders toll ist
- Sie ohne Orgasmus ejakulieren was sich wie ein gigantischer Anti-Höhepunkt anfühlen kann

Alle diese Symptome sind eigentlich gute Nachrichten. Das bedeutet, dass Sie auf einem guten Weg sind. Wenn Sie „Big Draw" trainieren, bitten Sie Ihren Körper, eine Änderung Ihres Orgasmusmusters vorzunehmen, das Sie sich vermutlich lange antrainiert hatten. Wenn der Körper Änderungen vornimmt, läuft nicht alles immer so wie geplant beim ersten Versuch, aber die Veränderungen sind im Gange. Das bedeutet, dass Sie bald am Ziel sein werden. Sie sind schon auf der Zielgeraden, also machen Sie die Übungen weiterhin. Sie werden bald wissen, dass solche Orgasmen jetzt möglich sind. Bevor Sie es merken, sind Sie multiorgasmisch.

Ganzkörper-Orgasmen

**So nennt man extrem starke und intensive Orgasmen,
die sich im ganzen Körper ausbreiten.**

Diese können sowohl mit als auch ohne Ejakulation auftreten, bei ihr
und bei ihm. Ein Ganzkörper-Orgasmus ist ein Orgasmus, den Sie im
ganzen Körper spüren, nicht nur im Genitalbereich und mit ein wenig
Übung werden Sie in der Lage sein, diese zu erreichen, ob Sie nun einmal,
serienorgasmisch oder multiorgasmisch kommen.

99 Mein erster Ganzkörper-Orgasmus kam überraschend für mich
während des Trainings. Nach ein paar Monaten war ich mitten
in den multiplen Orgasmen und mein Sexleben war besser als
je zuvor. Ich hatte gelernt, Lust auf Arten zu empfinden, die
ich früher nie für möglich gehalten hatte und war neugieriger
darauf, mich zu erforschen als je zuvor. Als ich eines Abends
meinen dritten Orgasmus hatte, passierte es. Unmittelbar nach
dem Orgasmus wollte ich etwas Neues ausprobieren. Ich zog die
Vorhaut zurück und strich sanft mit der Handfläche über die
Eichel. Da geschah er, mein erster Ganzkörper-Orgasmus.

Er kam aus völlig heiterem Himmel und warf mich buchstäblich
aus dem Bett. Es fühlte sich an wie eine Explosion, die im Schritt
begann und sich im ganzen Körper ausbreitete. Ich verlor völlig
die Kontrolle, als die Lust mich packte. Ein normaler Orgasmus
beschert mir Zuckungen im Bauch und lautes Stöhnen, aber
jetzt befand ich mich in der Brückenposition, schrie vor
Lust und konnte es nicht fassen, mich so gut zu fühlen. Der

Orgasmus dauerte und dauerte. Die Wellen der Lust schlugen hin und her in den Körper und ich musste einfach loslassen und meinen Körper seinen eigenen Weg gehen lassen. Und was für ein Weg das war. 66

Phase	Übung	Zeit	Kommentar
Lust kreisen lassen	Cool Draw Der mikrokosmische Orbit	5 Wochen	Sie bauen nun auf das auf, was Sie im Teil über lustorientierten Sex gelernt haben und arbeiten daran, die Erregung vom Schritt in den ganzen Körper zu verteilen.
Der mikrokosmische Orbit	Cool Draw Big Draw Erregung und Lust führen	5 Wochen	Hier arbeiten Sie aktiv mit Ihren multiplen Orgasmen und verstärken sie. Sie gehen auch noch einen Schritt weiter und werden Ihre ersten Ganzkörper-Orgasmen erleben.
Der weitere Weg	Nutzen Sie alles, was Sie gelernt haben		Hier wenden Sie alles an, was Sie gelernt haben, um weiterhin den Genuss und die Qualität Ihrer Sexualität zu steigern.

Cool Draw

„Cool Draw" ist eine wunderbare Übung, um die sexuelle Energie in Ihrem Körper zu verteilen und die Erregung nach unten anzupassen. Sexuelle Energie meint in unserem Zusammenhang nicht irgendein mysteriöses Konzept, sondern ist nur ein allgemeiner Begriff, den wir für Lust, Erregung oder das Kribbeln, das man im Körper spürt, verwenden.

Die Übung ist sowohl für sie als auch für ihn gedacht und stellt einen Schlüssel für Ganzkörper-Orgasmen dar. Bei Männern ist sie besonders praktisch, wenn Sie sich dem „point of no return" nähern und eine Verzögerung der Ejakulation wünschen.

Die sexuelle Energie sitzt sehr häufig, vor allem bei Männern, im Schritt. Indem man sie in den Körper verteilt, erleichtert man den Druck in der Leiste und kommt in der Erregungskurve ein wenig nach unten. Dies macht es einfacher für Sie, länger durchzuhalten.

„Cool Draw" ist mit anderen Worten eine sehr nützliche Übung für Männer, die mit vorzeitiger Ejakulation kämpfen. Darüber hinaus werden Sie mehr Lust im ganzen Körper erleben, was bedeutet, dass Sie schließlich Ganzkörper-Orgasmen haben können. Sie können sie als eine milde Version des „Big Draw" betrachten, die jederzeit genutzt werden kann. Ein „Cool Draw" ist eine spezielle Atemzug-Technik.

Diese Übung wird in erster Linie verwendet, um die sexuelle Energie im Körper zirkulieren zu lassen. Auf lange Sicht wird Ihnen das Ganzkörper-Orgasmen bescheren. Daher sollten Sie beginnen, die Übung zu machen, während Sie sexuell aktiv und weit oben auf der Erregungsskala sind. Versuchen Sie, in einen hohen Erregungszustand zu kommen und dann entziehen Sie die ganze Stimulation und machen den „Cool Draw". Am einfachsten übt man das auf eigene Faust, weil man die Reize einfacher steuern kann und Sie die ersten paar Male auf Ihrer Körperseite liegen sollten, wenn Sie die Übung machen. Dann ist es leichter zu erspüren, wie die angenehmen Gefühle sich die Wirbelsäule entlang nach oben bewegen.

So machen Sie einen „Cool Draw"

1. Atmen Sie vollständig aus. Spannen Sie Ihren PC-Muskel an. Nicht so stark wie beim „Big Draw", aber immer noch ziemlich heftig. Indem Sie den PC-Muskel anspannen, spüren Sie gleichzeitig, dass es bei der Prostata zu stoßen beginnt. Sie können noch ein bisschen höher auf der Erregungsskala wandern. Seien Sie sich bewusst, dass Sie dies über die Kante schubsen kann, wenn Sie knapp unter dem „point of no return" waren. Je besser Sie Ihren eigenen Körper kennen und je mehr Sie die Übungen im Abschnitt über die sexuelle Erregung trainiert haben, desto leichter wird es, dies einzuschätzen.

2. Während Sie den PC-Muskel anspannen, atmen Sie tief durch die Nase ein und stellen sich vor, dass Sie einen „Energiestrom" hinten im Schritt spüren. Dieser soll ins Steißbein gehen, durch die Wirbelsäule, zwischen die Schulterblätter, in den Nacken, den ganzen Weg bis zum Kopf. Um die Energie im Körper zu verteilen, konzentrieren Sie sich auf den Bereich, in den Sie die Energie schicken wollen.

3. Lassen Sie den PC-Muskel wieder los und atmen Sie aus, gern durch den Mund.

Die ersten paar Male sollten Sie mehrere „Cool Draws" hintereinander machen. Fast niemand schafft „Cool Draw" beim ersten Versuch. Seien Sie daher darauf vorbereitet, dass viele Versuche nötig sein können, vielleicht auch ein paar Wochen, bevor Sie die Wirkung tatsächlich spüren. Machen Sie die Übungen und bevor Sie es merken, wird es auch bei Ihnen funktionieren.

Wenn Sie ein Kribbeln in Ihrem Kopf spüren, können Sie sich selbst auf die Schulter klopfen, denn Sie haben es geschafft, die Energie vom Schritt in den Kopf zu leiten. Gut gemacht! Was bleibt, ist nur der einfache Teil, nämlich die Energie wieder nach unten zu bekommen und die „Zirkulation" zu starten. Aber zuerst machen wir eine kleine Tour durch den Kreislauf, den wir hierfür brauchen.

Verschiedene Menschen spüren das Kribbeln an verschiedenen Orten. Einige fühlen es im Hinterkopf, andere in den Ohren, manche oben im Kopf, auf der Zunge oder im Rachen. Finden Sie heraus, wo sie es spüren.

HERAUSFORDERUNG: Arbeiten Sie sich bis zu einer 8 oder 9 auf der Erregungsskala hoch, stoppen Sie jegliche Stimulation und machen Sie fünf „Cool Draws" hintereinander mit einigen entspannenden, tiefen Atemzügen zwischendurch. Danach arbeiten Sie sich auf der Skala wieder hoch, um fünf neue „Cool Draws" zu machen. Machen Sie dies fünf Mal.

Der mikrokosmische Orbit

Das ist ein Kreislauf im Körper, der vom Schritt entlang der Wirbelsäule, den ganzen Weg bis zu Ihrem Kopf, nach unten über die Vorderseite des Körpers und zurück in den Schritt verläuft. Normalerweise wird dieser Zyklus unterbrochen, wenn der „Lichtschalter" ausgeschaltet ist. Der Lichtschalter für den mikrokosmischen Orbit ist die Zunge. Um ihn zu aktivieren, legen Sie die Zungenspitze auf den Gaumen hinter die Schneidezähne. Dort finden Sie eine kleine Vertiefung, in der die Zungenspitze entspannt ruhen kann.

Das ist eigentlich die natürlichste Ruheposition der Zunge. Dadurch gewährleisten Sie die optimale Ruhe der Zunge und lassen die Energie zirkulieren und den mikrokosmischen Orbit fließen.

Loslassen der Energie in die Vorderseite des mikrokosmischen Orbits

Diese Übung wenden Sie an, wenn Sie „Cool Draw" oft genug gemacht haben, um das Kribbeln im Kopf zu kennen.

1. Entspannen Sie Ihre Zungenspitze am Gaumen, wie oben beschrieben.

2. Nehmen Sie einen tiefen Atemzug durch die Nase (entweder mit einem „Cool Draw" oder einem gewöhnlichen tiefen Atemzug).

3. Entspannen Sie Ihren PC-Muskel und lassen Sie den Atem vollständig durch den Mund raus (noch mit der Zungenspitze am Gaumen), während Sie sich vorstellen, dass die Energie durch das Gehirn und die Zunge durch Hals, Lunge, Herz, Magen, vorbei am Nabel, der Leiste und wieder nach unten in den Schritt läuft, wo sie gestartet ist.

Genau wie beim „Cool Draw" machen Sie diese Übung fünf Mal in Folge, mit ein paar regelmäßigen tiefen Atemzügen dazwischen. Machen Sie eine kleine Pause, bevor Sie alles fünf Mal wiederholen. Wenn Sie mehr Erfahrung haben, können Sie diese Übung gleich beim Ausatmen des „Cool Draw" machen. Sobald Sie ausreichend geübt haben, werden Sie nach und nach die Energie im mikrokosmischen Orbit kreisen spüren.

Genau wie beim „Cool Draw" kann es mehrere Versuche brauchen - sogar mehrere Wochen - bevor Sie den Energiefluss spüren. Manche Leute berichten, dass sie eine stärkere Wirkung spüren, wenn sie Selbsthypnose, Entspannungstraining oder Meditation vor den Übungen machen. Machen Sie die Übungen weiterhin, seien Sie fest in Ihrem Körper und es wird nach und nach kommen. Wenn Sie beginnen es zu spüren, setzen Sie die „Cool Draws" fort und atmen Sie aus, lassen Sie die Energie heraus, um sie wieder aufzufüllen, und um noch mehr Fluss zu erzeugen.

Cool Draw und der mikrokosmische Orbit

Für mich hilft die Visualisierung, wenn ich „Cool Draws" mache und mit dem mikrokosmischen Orbit arbeite. Die Energie, die ich entlang des unteren Rücken nach oben ziehe, stelle ich mir blau vor, bis sie den Kopf erreicht; dann schaltet sie auf rot um. Sie bleibt die ganze Vorderseite des Körpers lang rot, bis sie zurück zum Schritt kommt, wo sie wieder blau wird. Diese „Farbenmetapher" weckt Reaktionen im Körper.

Sobald Sie sich hochgearbeitet haben, bis Sie den Fluss oft genug gespürt haben, wird Ihr Körper alles wie von allein machen. Wenn das passiert, werden Sie das Gefühl im ganzen Körper spüren, wenn Sie sexuell erregt sind. Sind Sie bis hierher gekommen, sind Sie auch auf Ihrem Weg, ganzkörperorgasmisch zu werden. Machen Sie weiter, mehrere „Cool Draws" zum Auffüllen zu machen und die Energie über die Vorderseite nach unten fließen zu lassen und Sie werden spüren, dass der Fluss stärker wird. Gleichzeitig werden Sie auch mehr Erregung in Ihrem ganzen Körper spüren, wenn Sie Sex haben oder masturbieren. Sobald Sie multiple Orgasmen gemeistert haben, können Sie auch einen tatsächlichen Orgasmus in den mikrokosmischen Orbit ziehen, um den nächsten zu verstärken.

Viele dieser Techniken sind vom Taoismus abgeleitet und Taoisten sagen, dass es unbefriedigend ist, Energie im Körper oder Kopf herumdonnern zu lassen. Wenn Sie die sexuelle Aktivität beendet haben, empfehlen sie daher, die sexuelle Energie zu „parken". Ich überlasse es jedem Einzelnen, dem taoistischen Rat zu folgen, aber ich tue es, sowohl weil es eine angenehme Art und Weise zu „landen" ist, als auch, weil ich den Prozess mag. So erziele ich den gleichen Effekt wie bei den herkömmlichen Samenerguss-Orgasmen vor meiner multiorgasmischen Zeit: Euphorie, absolute Leichtigkeit und Müdigkeit, bevor ich einschlafe. Probieren Sie es, und sehen Sie selbst, was Sie darüber denken.

Energie parken

Mit Fluss im mikrokosmischen Orbit werden Sie spüren, dass Sie mehr sexuelle Energie haben und viele positive Gefühle in Ihrem Körper herumwirbeln. Der Nabel ist der Platz für deren Lagerung. Stellen Sie sich vor, Sie sind ein Spülbecken voller Wasser und jemand zieht den Stöpsel. Wenn das Wasser abläuft, wird es einen tornadoartigen Wirbel bilden. Wenn die Energie bis zum Nabel im mikrokosmischen Orbit kommt, wollen Sie, dass sie um den Nabel herum kreist, anstatt weiter nach unten in Ihren Schritt zu wandern.

Überzeugen Sie sich selbst und denken Sie an die vorher genannten Farben. Spüren Sie gleichzeitig, wie die Energie und der Fluss im Rest des Körpers schwächer werden. Atmen Sie tief und ruhig ein und aus, und entspannen Sie den ganzen Körper, einschließlich des PC-Muskels. Es kann helfen, die Augen zu schließen, wenn Sie diese Übung machen.

Stellen Sie sich vor: Je länger Sie diese Übung machen, desto mehr werden Sie die Energie im Bauch und weniger im ganzen Körper spüren. Am Ende ist er fast leer und für mich fühlt es sich wie das Ende eines Seils an, das vom Steißbein bis zur Wirbelsäule durch den Kopf, durch die Zunge, den Hals, die Lunge, das Herz und den Oberbauch verläuft und schließlich um den Nabel surrend stehen bleibt.

HERAUSFORDERUNG: Jedes zweite Mal, wenn Sie Sex haben oder masturbieren, versuchen Sie ihre Konzentration auf den mikrokosmischen Orbit und das Gefühl des Schwebens zu richten. Benutzen Sie „Cool Draw" aktiv und experimentieren Sie mit verschiedenen Sinnen als Metaphern für den Fluss. Spüren Sie einen Bach, sehen eine bestimmte Farbe oder hören etwas?

Der weitere Weg

Durch die Übungen, die wir oben beschrieben haben, haben Sie sich so bereit wie möglich gemacht, Ganzkörper-Orgasmen zu bekommen und weiter an Ihrer eigenen Lust zu arbeiten. Wenn Sie das Gefühl haben, multiple Orgasmen und „Big Draws" gemeistert zu haben, können Sie an noch fortgeschritteneren Orgasmen arbeiten.

Versuchen Sie, Orgasmen zu initiieren, indem Sie die gleichen Dinge tun, die in Ihrem Körper vorgehen, wenn Sie einen Orgasmus haben. Gleichzeitig spüren Sie, dass die sexuelle Energie in Ihrem Körper explodiert und der Orgasmus davon initiiert wird. Konzentrieren Sie sich auf den Genuss und sorgen Sie dafür, dass die sexuelle Energie im mikrokosmischen Orbit zirkulieren kann, dann werden die Orgasmen mächtiger, besser und langanhaltender werden. Mit genügend Übung werden Sie nicht nur ganzkörperorgasmisch, sondern lernen auch Orgasmen zu initiieren, indem Sie sich einfach dafür entscheiden.

So sollte der weitere Weg gut zu beschreiten sein. Sie haben nun die volle Kontrolle über ihre Erregung und ihr Orgasmusmuster und Sie haben die Werkzeuge, die Energie kreisen zu lassen, Orgasmen in den Energiekreislauf zu ziehen und dafür zu sorgen, dass der nächste Orgasmus noch stärker als der vorherige wird. Damit haben Sie uneingeschränkten Zugriff auf starke und langanhaltende Orgasmen für den Rest Ihres Lebens und Sie werden feststellen, dass Sie nicht einmal sexuell erregt werden müssen, um einen Orgasmus zu bekommen.

Wenn Sie möchten, können Sie auch Ihrem Partner beim Trainieren helfen, damit er/sie ganzkörper-orgasmisch wird. Dies ist ein wunderbares Geschenk für ihn oder sie und wird Sie noch näher zusammenbringen.

Intensive Orgasmen und Nebenwirkungen

Eine Sache, die es wert ist zu wissen, bevor wir weitergehen, ist diese: Wenn Sie einer Frau zu einem heftigen Orgasmus verhelfen, kann das ihre Schutzmauer einreißen. Das bedeutet, wenn sie eine schwierige Zeit hat und hart daran arbeitet, ihre Gefühle zu verstecken, also sich verschließt, und sie ihr helfen, einen intensiven Orgasmus zu haben, könnte sie sich öffnen. Wenn dies geschieht, können die Gefühle ungefiltert rauskommen - oft als Weinen oder Zittern. Für jemanden, der das noch nie erlebt hat, kann es eine beängstigende Situation sein, dass Ihr Partner gerade von einem mächtigen Orgasmus in heulendes Weinen übergeht. Es kann trotzdem eine intime Erfahrung sein, zu erleben, wie sie sich durch ihre Gefühlswelt arbeitet und zu einem entspannten, glücklichen Bonbon im Bett wird.

Ein letzter Tipp ist, sie fertig weinen zu lassen, wenn dies passiert. Bitten Sie sie nicht, zu schweigen oder aufzuhören. Lassen Sie es einfach geschehen. Kennen Sie sie und wissen, dass sie gerne gehalten wird, dann tun Sie das. Wissen Sie, dass sie in einer solchen Situation Abstand mag, halten Sie Abstand. Wenn Sie nicht wissen, was sie will, fragen Sie sie, ob Sie gehalten werden möchte. Legen Sie dabei Ihre Hand auf ihre Schulter, wenn Sie sie fragen. Sie antwortet entweder ja, nein (und windet sich unter Ihnen) oder ignoriert Sie. Antwortet sie ja, halten Sie sie fest, ansonsten lassen Sie sie in Ruhe und geben ihr Raum. Nachdem sie fertig ist, reden und kuscheln Sie mit ihr, als hätten Sie normalen Sex gehabt.

~05

Stärkere Partner-schaft

Holen Sie sich die Werkzeuge, die Sie benötigen, um Ihr Sexualleben aufzubauen, Ihre Partnerschaft zu stärken und die wirklich schwierigen Gespräche zu meistern.

Abwechslungsreiches und spannendes Sexualleben ein Leben lang

Wenn ein Paar eine Weile zusammen ist, verschwindet viel vom Nervenkitzel, den man spürt, wenn man einander unbekannt ist. Aber das bedeutet nicht, dass der Sex langweilig werden muss.

In einer festen Beziehung gehen viele nach und nach vom spontanen zum reagierenden Erregungsmuster über. Dann kommen alle Unterschiede der Bedürfnisse für sexuelle Abwechslung ans Licht. Sexuelle Abwechslung dreht sich um das Ausmaß, in dem man den Wunsch und das Bedürfnis nach unterschiedlichen Aktivitäten im Bett hat: Einige wollen jede Nacht etwas Neues ausprobieren, während andere langfristig mit einer einzigen Stellung zufrieden sind.

Nichts ist falsch an Routinesex. Er kann absolut seinen Raum finden, ist wichtig dafür, das Sexleben aufrecht zu erhalten und stellt die Bindung zwischen Ihnen sicher. In bestimmten Lebenssituationen ist es tatsächlich notwendig, eine Lanze für Routinesex zu brechen, weil er die Sexualität aufrecht erhält, wenn die Energien sonst eher niedrig liegen. Viele haben deshalb ein unnötig schlechtes Gewissen, wenn ihr Sex oft zur Routine wird. Wenn das gesamte Sexleben in diese Kategorie fällt, sodass einer oder beide nicht mehr zufrieden sind, kann es notwendig sein, etwas zu unternehmen. Was kann man also dagegen tun?

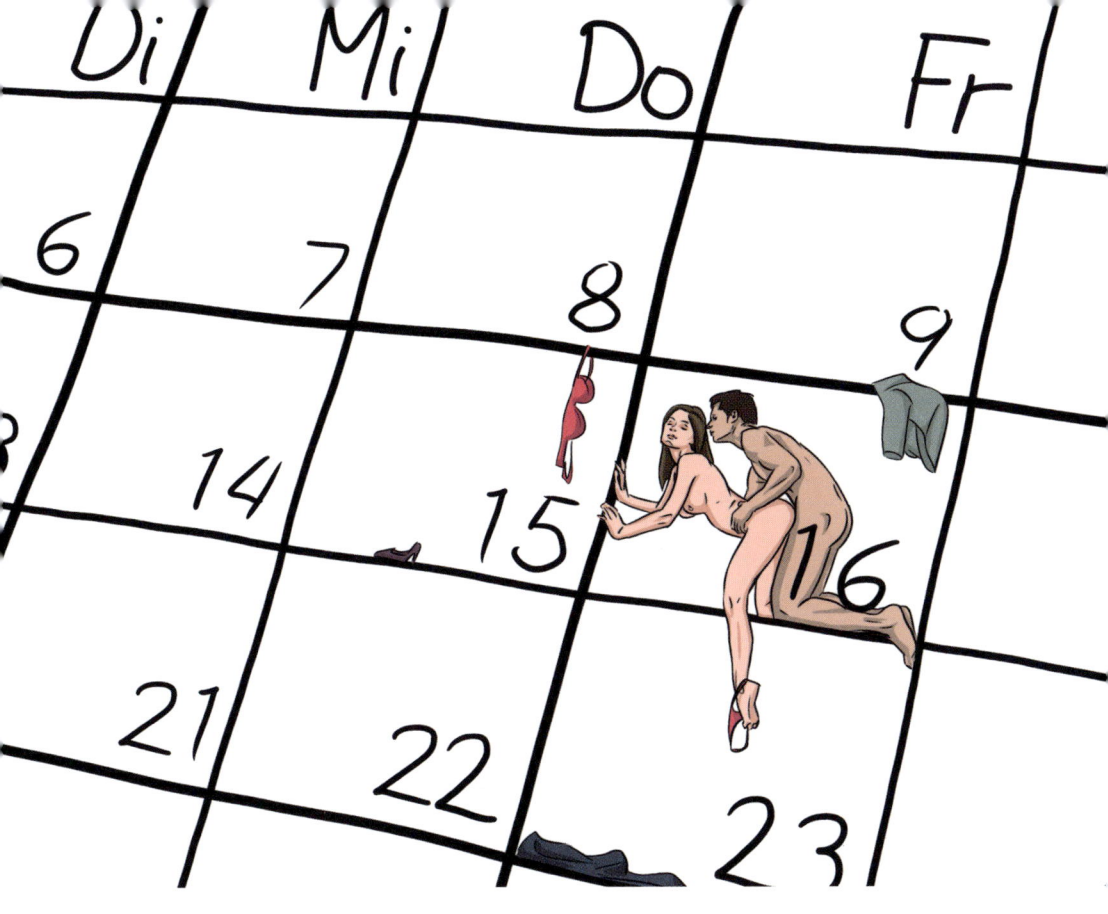

Geplanter Sex bringt abwechslungsreichen und spannenden Sex

Die Idee, dass Sex nur spontan und ungeplant geschehen sollte, bewirkt, dass man öfters auf die Kreativität des Augenblicks zurückgreifen muss. Aber wie kreativ sind Sie nach einem langen und anstrengenden Tag, wenn Sie auch noch müde und erschöpft sind? Ohne Planung fallen Sie sehr schnell zurück in die gute alte, bewährte Routine. Einer der wichtigsten Gründe dafür, dass Sex langweilig wird, ist, dass man vergisst zu planen und zu priorisieren.

Der Weg zu spannendem und abwechslungsreichem Sex führt über die Planung: Im Vorausdenken, was Sie sich beim nächsten Mal wünschen, können Sie sowohl auf die Routine, als auch die seltene (oder mangelnde) Kreativität verzichten. Mit einem „Plan" im Hinterkopf können Sie auch notwendige Vorbereitungen treffen und eventuelle Einkäufe tätigen, um eine noch bessere Erfahrung zu gewährleisten.

Teilen Sie Ihre Planung mit

Für viele liegt der Schlüssel zu spannendem Sex in einer Kombination aus Vielfalt und Unberechenbarkeit. Nicht immer zu wissen, was passieren wird, kann sehr erregend sein. Um die Unberechenbarkeit zu erreichen, muss jedoch jeder seinen Anteil an Verantwortung übernehmen, sodass es für beide spannend bleibt. Vereinbaren Sie deshalb gern, sich bei der Planung des Menüs für Ihre nächste sexuelle Begegnung abzuwechseln. Bedenken Sie auch, wie oft Sie und Ihr Partner wirklich Lust auf „neue Gerichte auf der Speisekarte" haben. Vielleicht tut Ihnen der Routinesex so gut, dass Qualitätssex mit spannenden Inhalten nur ab und zu geplant werden muss?

Denken Sie sich prickelnde Themen aus

Eine Möglichkeit, mehr Abwechslung reinzubringen, ist, sich vorzustellen, was Sie mit Ihrem Partner machen wollen. Also ein potenzielles Thema, von dem die nächste sexuelle Begegnung handeln soll: Was können Sie sich vorstellen, mit Ihrem Partner zu erleben? Was denken Sie, würde Ihrem Partner Lust bereiten?

Durch eine solche gedankliche Vorbereitung vor dem Sex können Sie ihn einfach planen und vorbereiten, ohne dass dies viel Zeit in Anspruch nehmen muss. Das kommt daher, dass es einfacher ist, verschiedene Möglichkeiten zu finden, wenn man sich daran gewöhnt hat, so zu denken:

Sobald Sie ein Thema gefunden haben, kann es in sich mehr verändert werden: Wer soll die empfangende Partei sein: er, sie oder beide? Beim Thema G-Punkt-Stimulation zum Beispiel ergeben sich alle Menüvorschläge für mehrere Runden: Sowohl sie, er als auch beide können empfangend sein.

Überraschen Sie einander oder bauen Sie Erwartungen auf

Einige finden es besonders spannend, zu wissen, dass ihr Partner einen Plan geschmiedet hat, um sie zu überraschen, ohne dass sie genau wissen, was wo und wann geschehen wird. Andere bevorzugen es, zu wissen, was sie erwarten wird, um Vorfreude aufzubauen und etwas zu haben, auf das man hinarbeitet.

Alles ist variabel

Oft braucht es nur einen kleinen Twist, um etwas Bekanntes spannender zu erleben. Techniken, andere Reihenfolgen, Stellungen und Gefühle, die zwischendurch aufkommen - all das kann variieren. Das Gleiche gilt für alles andere, egal ob wir über die Geschlechterrollen in Rollenspielen sprechen, Fantasien ausleben, erogene Zonen in den Mittelpunkt stellen oder es darum geht, wer die meiste Aufmerksamkeit bekommt. Wenn Sie darauf achten, nicht immer Sex zur gleichen Zeit am gleichen Ort zu haben, können Sie ihn auch spannender machen, ohne die weltweit größte sexuelle Werkzeugkiste zu benötigen.

Stecken Sie schlussendlich doch fest? Das ist Ihr Signal dafür, dass es Zeit ist, sich auf die Suche nach etwas Inspiration und Wissen zu begeben. Viele haben das Gefühl, dass sie durch das Lesen erotischer Geschichten, Sexblogs oder Betrachten erotischer visueller Medien gute Themenvorschläge erhalten. „Ist dies etwas, was ich mit meinem Partner versuchen will, und könnte es meinem Partner auch gefallen?" ist die Frage, die Sie sich währenddessen stellen können. Sexbücher, Kurse und erotische Lehrvideos sind auch hervorragende Inspirationsmedien. Selbst Menschen, die viel über Sex wissen, haben selten einen Überblick über alle Möglichkeiten, die es da draußen gibt. Etwas Neues kennen zu lernen kann genau das sein, was es braucht, um den Sex als noch spannender wahrzunehmen.

Fünf Schritte zu einer guten Partnerschaft

1. Betrachten Sie Probleme als gemeinsame Herausforderung

Wenn Sie und Ihr Partner auf Herausforderungen in Ihrer Beziehung stoßen, denken Sie manchmal daran, dass Sie möglicherweise gar nicht zueinander passen? Oder dass früher oder später Herausforderungen auftreten werden und es darum geht, sich fest an den Mast zu binden und herauszufinden, wie Sie heil aus dem Sturm herauskommen können?

Personen, die eine sogenannte Das-Schicksal-hat-uns-zusammen-geführt-Haltung haben, glauben, dass es nur einen oder ein paar Menschen gibt, mit denen sie zusammenpassen. Sie sind verleitet zu denken, dass Ihr Partner keine gute Ergänzung für sie ist, wenn sexuelle Probleme oder Schwierigkeiten in der Beziehung auftreten. Zank und Streit werden besonders bedrohlich, weil sie schnell als Beweis dafür angesehen werden können, dass der Partner nicht „der Richtige" ist. Menschen mit einer solchen Haltung setzen oft die Qualität des Sexlebens als Barometer dafür ein, wie gut die Beziehung ist. Sexuelle Probleme werden daher als Zeichen dafür gesehen, dass die Beziehung nicht lebensfähig ist.

Herausforderungen als Teamaufgabe betrachten

Menschen, die stattdessen die Haltung einnehmen, dass man *gemeinsam **wächst und** sich gemeinsam entwickelt,* sehen Konflikte und Probleme als Herausforderung, die man überwinden kann. Sie empfinden daher kleine Meinungsverschiedenheiten nicht als bedrohlich.

Wenn Sie eine „Wir-entwickeln-uns-zusammen"-Haltung haben, werden Sie Aussagen wie diesen zustimmen:

„Es braucht Zeit, um eine gute sexuelle Beziehung zu pflegen."

„Im Interesse einer guten sexuellen Beziehung muss man bereit sein, sexuelle Herausforderungen und Meinungsverschiedenheiten mit seinem Partner zu lösen."

Menschen mit dieser Haltung berichten von starker Intimität, hoher sexueller Befriedigung und einer guten Beziehung. Sie beschäftigen sich auch weniger mit Leistungsangst, empfinden weniger Druck und sind eher dazu bereit, sich im Bett anzupassen, um den Bedürfnissen Ihres Partners gerecht zu werden. Sie genießen den Sex auch viel mehr.

Verantwortung übernehmen

Probleme treten in der Beziehung in der Regel aufgrund dessen auf, was zwischen Ihnen als Paar geschieht, wozu beide auf unterschiedliche Weise beitragen. Eine Voraussetzung, um weiterzukommen, ist, die Schuldfrage zu vermeiden, Ihren Partner nicht zu kritisieren und sich stattdessen auf die Verantwortung für Ihren Teil des Problems zu konzentrieren. Es ist schwer, Ihren Partner zu verändern, aber wenn Sie Ihre Art und Weise ihn zu betrachten ändern, wird Ihr Partner auf eine andere Weise auf Sie reagieren.

Betrachten Sie das Problem als eine gemeinsame Herausforderung, versuchen Sie zusammen Lösungen zu finden und konzentrieren Sie sich auf das, was Sie tun können, um die Situation zu verbessern.

HERAUSFORDERUNG: Gehen Sie von einem Problem aus, das Sie in Ihrer Partnerschaft beschäftigt hat. Wie tragen Sie oder Ihr Verhalten zum Problem bei? Was sagen oder tun Sie, das die Situation verschlimmert? Wie beeinflussen Ihre Taten Ihren Partner? Funktionieren die Strategien, die Sie einsetzen, um Ihre Bedürfnisse abzudecken, wirklich? Was können Sie beim nächsten Mal anders machen, um festzustellen, ob andere Reaktionen möglich sind?

2. Seien Sie sich der Balance zwischen dem Positiven und dem Negativen bewusst

Menschen reagieren stärker auf negatives Feedback als auf positives. Evolutionär gesehen ist es gesund, dass es so ist. Denn Tiere müssen Raubtieren aus dem Weg gehen, um zu überleben, während Menschen vor allem durch eine gute Verbindung zu anderen Menschen überleben. Negative Kommentare können darauf hindeuten, dass die Verbindung zum anderen beeinträchtigt ist oder dass eine mögliche Gefahr besteht.

Positive Ereignisse zählen als Guthaben auf dem emotionalen „Bankkonto" eines Paares. Ein Ereignis bedeutet in diesem Zusammenhang nicht nur die großen Dinge. Es sind auch die vermeintlich nebensächlichen Begegnungen gemeint, die scheinbar von nichts Bestimmtem handeln - ein kurzer, liebevoller Blick, eine Umarmung oder dass der Partner Fragen oder Bitten beantwortet.

Je mehr Sie auf Ihr Bankkonto einzahlen, desto robuster ist die Beziehung. Streit, Konflikte und verletzende Worte sind nur kleine Bestandteile der Ausgaben vom Bankkonto. Das erklärt, warum die Anzahl der negativen Begegnungen oder Streitigkeiten in einer Beziehung nicht entscheidet, ob man sich trennt oder nicht. Was zählt, ist vielmehr das Gleichgewicht zwischen dem Positiven und dem Negativen.

Aus diesem Grund sollten Sie ganze fünf positive Ereignisse oder Begegnungen mit Ihrem Partner haben, um einen negativen Vorfall auszugleichen und die Beziehung zu stabilisieren. Dies nennt man das magische 5-zu-1-Verhältnis in Beziehungen.

Studien haben gezeigt, dass sich trennende Paare durchschnittlich das positiv-zu-negativ-Verhältnis von 0,8 hatten, bevor sie sich trennten. Das heißt, dass sie mehr negative als positive Erfahrungen miteinander erlebten. Im Vergleich dazu weist eine wirklich gute Beziehung über 20 positive Ereignisse für jedes negative auf.

Eine bessere Beziehung in 8 Wochen

Es ist nicht so, dass wir nur denen, für die wir ohnehin positive Gefühle haben, Gutes tun. Positive und liebevolle Gefühle entstehen auch aus positiven und liebevollen Aktionen, die im Laufe der Zeit stattfinden. Obwohl es sich unnatürlich anfühlen kann, jemandem, auf den wir wütend sind oder dem wir uns fern fühlen, etwas Gutes zu tun, ist es trotzdem ein effektiver Weg, die gegenseitige Nähe wieder zu verstärken. Nach und nach fühlt es sich wieder natürlicher an, gut zum anderen zu sein, weil sich entsprechende Gefühle einstellen.

Einige zeigen Liebe vor allem durch Worte, andere über Aufmerksamkeiten für den anderen, indem sie Zeit zu zweit verbringen oder körperlichen Kontakt pflegen. Sind Sie sich bewusst, wie Ihr Partner seine Liebe in erster Linie zum Ausdruck bringt? Dem Partner auf verschiedene Weise Fürsorge entgegenzubringen, trägt dazu bei, die Chance zu erhöhen, dass Ihr Partner sich wertgeschätzt fühlt. Dies und die Tatsache, dass unsere Gefühle oft unserem Handeln folgen, sind Gründe, weshalb viele Paare ihre Beziehung verbessern, wenn sie diese Übung täglich 8 Wochen lang machen.

> HERAUSFORDERUNG: Machen Sie Ihrem Partner mindestens ein Kompliment und führen Sie mindestens eine positive Aktion täglich für Ihren Partner durch. Es muss nichts Großes sein. Es geht darum zu zeigen, dass Sie den anderen zu schätzen wissen. Das Ziel ist es, etwas für Ihren Partner zu tun, das Sie normalerweise nicht tun würden, um ihm einen besseren Tag zu schenken.
>
> BONUS: Sorgen Sie täglich für positiven physischen Kontakt mit Ihrem Partner. Das kann eine Schultermassage, eine Umarmung oder eine Liebkosung sein. Stellen Sie sicher, dass dieser Kontakt nicht sexuell gemeint ist.

3. Kommen Sie den Kontaktangeboten Ihres Partners entgegen

Menschen suchen den Kontakt mit anderen, um größere und kleinere Bedürfnisse abzudecken. Unsere Beziehungen zu anderen sind eine wichtige Quelle dafür, um unsere Bedürfnisse abzudecken und dienen im Grunde dem Überleben. Deshalb kommen die wichtigsten Menschen in Ihrem Leben jeden Tag mit unzähligen Anfragen nach emotionalem Kontakt zu Ihnen.

Ein Kontaktangebot kann zum Beispiel der Versuch sein, mit Ihnen ins Gespräch zu kommen, ein Blick, eine Frage oder eine Berührung. Sobald Sie mit der Hoffnung auf Antwort auf jemand anderen zugehen, ist dies eine Kontaktanfrage. Wenn Sie positiv und entgegenkommend auf die Kontaktangebote anderer reagieren, bestätigen Sie deren emotionale Bedürfnisse. Durch gegenseitiges Beantworten der Anfragen des anderen wird eine Bindung aufgebaut. Ein glückliches Paar kann bis zu 100 Kontaktanfragen aneinander stellen - und das bei nur einem einzigen Abendessen.

John Gottmann ist Forscher und hat Paare in seinem sogenannten Liebeslabor studiert. Die Ergebnisse haben gezeigt, dass Reaktionen auf diese Anfragen maßgeblich bestimmen, was mit der Bindung passiert, egal ob in Partnerschaften, bei Kollegen oder Freunden. Die Paarforschung kann auch vorhersagen, welche Paare sich trennen und welche zusammenbleiben werden, je nachdem, wie sie auf die gegenseitigen Kontaktangebote eingehen.

Es gibt drei verschiedene Möglichkeiten, wie Sie reagieren können, wenn Ihr Partner oder jemand anderes mit einer Kontaktanfrage zu Ihnen kommt:

Sie beantworten oder reagieren auf die Kontaktanfragen anderer

Wenn Sie positiv reagieren, zeigen Sie, dass Sie den anderen wahrnehmen und emotional auf das reagieren, was er oder sie braucht. Vielleicht drehen Sie Ihren Körper zu ihm, unterbrechen andere Aktivitäten und äußern so, dass Sie sich mit ihm beschäftigen. Es kann auch sein, dass Sie Ihrem Partner eine Umarmung geben oder ihm einen liebevollen Blick zuwerfen, wenn er Sie im Vorbeigehen streichelt oder Sie über seine Witze lachen. Sie „antworten" einfach auf seine Anfrage und signalisieren, dass sie „ihn sehen", indem Sie versuchen, seinen dahinterstehenden Bedürfnissen gerecht zu werden.

> BEISPIEL: *Sie stöhnt. Er fragt: „Tut deine Schulter wieder weh?" Sie nickt. „Willst du deine Ruhe, ein bisschen Wein, eine Massage, Schmerzmittel oder eine Umarmung?", fragt er. „Ja bitte, alles, eigentlich", antwortet sie und beginnt zu strahlen.*

Im obigen Beispiel muss er das Problem nicht *lösen*, um auf die Kontaktanfrage zu reagieren. Die Hauptsache ist, dass er sie aufgreift und in einer positiven Art und Weise beantwortet, die ihr rückmeldet: „Ich sehe dich". Die Paare, die es gewohnt sind, so auf eine Kontaktanfrage zu antworten, schaffen eine stabile und sichere Kommunikation miteinander. Sie sind zuversichtlich, dass Ihr Partner sich um sie kümmert und ihre emotionalen Bedürfnisse wahrnimmt, was die Grundlage für eine sichere und stabile Beziehung ist. Diese Verbindung wirkt als Puffer für vorübergehende negative Emotionen.

Sie können sich abwenden

Wenn Sie die Kontaktabfrage abblocken, ignorieren sie die andere Person oder geben ihr keine Antwort. Vielleicht priorisieren Sie etwas anderes über die Kontaktanfrage oder machen so weiter, als ob Ihr Partner nicht anwesend sei: Sie antworten dem Partner schlicht nicht auf seine Initiative, Kontakt mit Ihnen aufzunehmen.

> BEISPIEL: *Sie stöhnt. Er antwortet nicht, sondern starrt auf den Bildschirm. Sie stöhnt wieder, noch lauter. Er bewegt seinen Kopf zur Seite, vertieft sich wieder im Bildschirm und ignoriert sie.*

Einige Paare verfallen in ein Muster, bei dem einer oder beide sich beim Versuch der emotionalen Kontaktaufnahme vom Partner abwenden. Das ist die Art und Weise Kontaktanfragen zu begegnen, die am schnellsten zu Scheidungen führt. Der Grund dafür ist der Verlust des Vertrauens, dass Ihr Partner sich um Sie kümmert.

Aktive Ablehnung der Anfrage

Wenn Sie durch eine aktive Reaktion die Kontaktanfrage ablehnen, begegnen Sie Ihrem Partner mit Schimpfen, Kritik oder vielleicht sogar einem Angriff: „Siehst du nicht, dass ich lese und beschäftigt bin?" oder „Was willst du jetzt schon wieder? Hör auf, mich immer anzujammern" sind typische Beispiele für die aktive Ablehnung einer Anfrage. Sarkasmus und Sticheleien sind besonders verheerende Varianten dessen.

Diejenigen, die die Anfragen Ihres Partners öfter ablehnen, lassen sich auch häufig scheiden, aber es dauert meist länger als bei denen, die ignoriert werden. Es tut weh, vom anderen aktiv abgelehnt zu werden, aber man hat zumindest ein bisschen Aufmerksamkeit bekommen. Zweifellos schlimmer ist es, wenn Ihr Partner sich um alles andere mehr kümmert als um Sie.

Reagieren Sie auf die Anfragen Ihres Partners, um die Beziehung zu verbessern

Wenn der Partner unsere Kontaktanfragen ablehnt, steht das nicht nur für sich, sondern bedeutet auch, dass all unsere früheren Beziehungserfahrungen aktiviert werden. Deshalb tut es so weh, wenn Ihr Partner nicht reagiert oder Ihre Kontaktanfrage aktiv abweist. Wenn Sie sich oft genug die Finger verbrannt haben, fragen Sie kein weiteres Mal mehr nach. Selbst in guten Partnerschaften wird nur in 10% der Fälle eine neue Kontaktanfrage gestellt, nachdem man keine Antwort erhalten hat.

In Beziehungen, die der Trennung entgegengehen, gibt es so gut wie keine neuen Kontaktanfragen mehr. Die Folgen sind, dass das Paar kein emotionales Kapital mehr anspart, das auf das Beziehungskonto eingezahlt werden kann. Somit spart man sich auch keinen Puffer an, der einen in unruhigen Zeiten schützt.

Frauen werden verlassen, wenn sie die Kontaktanfragen des Mannes in durchschnittlich 50 Prozent der Fälle ignorieren. Männer, die verlassen werden, haben zuvor durchschnittlich 82 Prozent der Kontaktanfragen ihrer Partnerin ignoriert.

HERAUSFORDERUNG: Versuchen Sie, alle kleinen und großen Annäherungen zu bemerken, durch die Ihr Partner mit Ihnen in den nächsten Tagen emotionalen Kontakt aufnimmt. Oft wird dies auf eine diskrete oder plumpe Art und Weise geschehen, oder durch Körpersprache und andere Hinweise. Arbeiten Sie daran, positiv auf die Kontaktangebote Ihres Partners zu reagieren. Versuchen Sie, sich mitreißen zu lassen, wenn Sie feststellen, dass Sie die Anfrage Ihres Partners sonst abgewiesen oder ignoriert hätten. Tun Sie dies solange, bis Sie feststellen, dass es zur Gewohnheit geworden ist, die Anfragen Ihres Partners positiv zu beantworten.

4. Arbeiten Sie an der Art und Weise, wie Sie das Verhalten Ihres Partners interpretieren

Missverstehen Sie einander oft? Dann ist die Wahrscheinlichkeit hoch, dass zumindest einer von beiden dazu neigt, das, was der andere sagt, in einem negativen Licht zu sehen. Wenn Sie schnell negative Schlussfolgerungen ziehen, werden andere und weit gutartigere oder unschuldigere Erklärungen gar nicht als Möglichkeit in Betracht gezogen. Das ist der Ursprung einer negativen Interpretation: Sie verstehen Handlungen, Motive oder Absichten Ihres Partners negativer als sie tatsächlich oft gemeint waren. Ein Muster der negativen Interpretation kann leicht Missverständnisse und Konflikte schaffen - vor allem, weil wir uns an unsere eigene Interpretation besser erinnern als an das tatsächlich Gesagte.

EIN BEISPIEL:

Er: Ich möchte in diesem Jahr eigentlich nicht so gern zu deinen Eltern in den Urlaub fahren. Wir waren ja im vergangenen Jahr schon dort und ich möchte lieber in den Süden fliegen.

Sie: Du magst meine Eltern gar nicht! (Hier werden andere mögliche Gründe, warum er nicht zu ihren Eltern fahren möchte, außer Acht gelassen - vielleicht freuen Sie sich schon den ganzen Herbst lang auf Sonne im Urlaub?)

Wenn eine negative Interpretation entsteht, denken wir oft, dass der Partner das meint, was wir am meisten fürchten. Wir vergessen, inne zu halten und herauszufinden, ob er oder sie noch etwas anderes gemeint haben kann. Dieser Prozess kann dazu führen, dass sogar neutrale und positive Ereignisse in einem negativen Licht interpretiert werden: „Er hat mir nur deswegen Blumen geschenkt, weil er ein schlechtes Gewissen hat."

Trainieren Sie, Signale Ihres Partners positiver zu interpretieren

Das Ergebnis einer negativen Interpretation ist, dass Ihr Partner sich ohne Grund angegriffen fühlt. Dies wiederum könnte dazu führen, dass die Situation schnell eskaliert. Wenn Sie wissen, dass Sie das Verhalten Ihres Partners oft fälschlicherweise negativ interpretieren, ist dies etwas, woran Sie selbst arbeiten müssen. Ihr Partner kann sich nicht in Ihren Kopf einschleusen und das für Sie berichtigen. Das Ziel ist es, herausfinden, was Ihr Partner wirklich meint, statt unverhältnismäßig negative Schlussfolgerungen aufgrund einer zu geringen Faktenlage zu ziehen.

Im Folgenden sind drei Schritte angeführt, die Ihnen helfen können, die Tendenz negativer Interpretation zu drehen, sodass Sie Ihren Partner auf eine realistischere Art und Weise verstehen können. Trainieren Sie auf jeder Stufe, bis Sie den aktuellen Schritt beherrschen, und kombinieren Sie am Ende alles miteinander.

HERAUSFORDERUNG:

Innehalten: Wenn Sie feststellen, dass Sie Ihren Partner auf eine negative Art und Weise wahrnehmen, ist das ein Signal dafür, kurz innezuhalten und einen tiefen Atemzug zu machen. Kommen Sie nicht mit Verteidigungen oder Theorien. Schaffen Sie stattdessen mehr Klarheit für die Situation, bevor Sie etwas unternehmen.

Fragen Sie sich selbst: „Auf welche andere Arten kann das, was mein Partner sagte, sonst noch interpretiert werden? Was ist die bestmögliche Erklärung für das, was er/sie sagte oder tat?" Dadurch zwingen Sie sich, mehrere mögliche Erklärungen zu sehen und lassen die Möglichkeit zu, dass Ihre Interpretation nicht unbedingt die richtige ist.

Fragen Sie Ihren Partner: Bevor Sie sich eine Meinung bilden, sollten Sie klärende Fragen stellen, um herauszufinden, welche Erklärung eigentlich stimmt. Finden Sie heraus, was er/sie sagen wollte und fragen Sie gegebenenfalls nach mehr Informationen.

5. Freundschaft, Verspieltheit und Alltagsspaß pflegen

Unser Gedächtnis ist kein perfekter Film, der alles genauso abspielen kann, wie es passiert ist. Dies zeigt sich besonders bei Paaren, die Schwierigkeiten haben. Unglückliche Paare unterschätzen die positiven Ereignisse in ihrer Beziehung um bis zu 50 Prozent. Die Erinnerung kann uns also täuschen und glauben machen, dass die Beziehung schlimmer ist, als der Wahrheit entspricht. Wenn Ihre Beziehung in Schwierigkeiten ist, wird es umso wichtiger, positive Momente im Alltag zu priorisieren und zu pflegen. Eine gute Möglichkeit, sowohl die Freundschaft, als auch die emotionale Intimität zwischen Ihnen zu pflegen, ist, sogenannte "intime Dates" festzulegen.

Intime Dates bedeuten, dass Sie sich eine feste Zeit ausmachen, um Ihre Beziehung zu pflegen, sich aufeinander zu konzentrieren und so viele Quellen von Alltagsstress wie möglich fernzuhalten.

Üben Sie gemeinsam eine angenehme Tätigkeit aus, und legen Sie Wert darauf, die Kontaktanfragen des anderen zu beantworten. Es ist nicht die Zeit, um über Pflichten, praktische Dinge, Routinen, Windelwechseln und Kinder zu sprechen. Neugierig auf die Persönlichkeit des anderen zu sein, auch wenn Sie schon eine Weile zusammen sind, wird Ihnen helfen, sich als Paar näher zu fühlen. Wechseln Sie sich mit der Verantwortung für die Planung ruhig ab.

Damit alles gut funktionieren kann, ist es hilfreich, Grundregeln aufzustellen:

- **Kürzere Listen**
  Die Qualitätszeit, die Sie für sich reservieren, beinhaltet keine umfangreichen, teuren oder anspruchsvollen Tätigkeiten. Ein guter Film in den Armen des anderen ist für viele ein großartiger Abend, solange die Aktivität sich von alltäglichen Routinen unterscheidet. Neue Erfahrungen, vor allem wenn sie ein wenig abenteuerlich sind, verstärken die Anziehung zwischen Ihnen.

- **Intime Dates sollen ohne Druck ablaufen**
  Das bedeutet, dass diese Dates dazu führen können, aber nie müssen, dass Sie einander körperlich nahe sind. Der Punkt ist, eine schöne Zeit miteinander zu verbringen. Sex ist ein Bonus, keine lästige Pflicht oder etwas, das man voraussetzen kann.

- **Intime Dates sollten vor Konflikten beschützt werden**
  Dies ist nicht die Zeit, Fragen oder Sorgen über die Partnerschaft zu diskutieren. Wenn konfliktreiche Themen aufkommen, ist es wichtig festzustellen, dass es etwas ist, über das man sprechen muss, aber dass Sie das später tun sollten. Bestimmen Sie beispielsweise einen bestimmten Termin, wann dieser Gesprächsfaden wieder aufgenommen werden soll.

HERAUSFORDERUNG: Planen Sie intime Dates und führen Sie sie mindestens einmal pro Woche für 12 Wochen durch. Wechseln Sie sich beim Initiativeergreifen und Planen ab.

Die schwierigen Gespräche

Jetzt haben Sie hoffentlich die Werkzeuge erhalten, um ein paar gute Kreise in Ihrer Beziehung zu ziehen. Aber was tun Sie, wenn die grundlegenden Kommunikationsstrategien nicht funktionieren? Oder wenn Sie sich mit schwierigeren und verletzlicheren Themen des Körpers oder der Sexualität befassen müssen, um zufrieden zu sein?

Wir hören immer wieder, dass „gute Kommunikation" die Lösung für die meisten Herausforderungen in Partnerschaften ist. Aber was genau ist das eigentlich? Gute Kommunikation bedeutet, dass das, was Sie senden übereinstimmt mit dem, was beim Empfänger ankommt: Ihr Partner interpretiert das, was Sie sagen, wie Sie es beabsichtigt haben. Mit anderen Worten: Ihre Botschaft kommt auch wirklich an.

Gute Kommunikation bedeutet nicht automatisch, dass das, was gesagt wird, gut für die Beziehung zwischen Ihnen sein muss. Ihr Partner versteht die wütenden, verletzenden Worte, die Sie im Affekt eines Streits von sich geben, vielleicht sehr klar. Wenn die Nachricht eintrifft, wie es beabsichtigt war, ist die Kommunikation zwar technisch gut. Aber das bedeutet nicht, dass das, was gesagt wird, gut für Sie als *Paar* ist.

Folglich reicht es nicht, zu verstehen und von Ihrem Partner verstanden zu werden. Sie müssen auch in der Lage sein, über Sex, Beziehung und alle Probleme auf eine Weise zu sprechen, die Sie als Paar stärker werden lässt. Schauen wir uns deshalb ein paar Strategien an, die Ihre Chancen, Ihr Ziel zu erreichen, erhöhen können. Gute Strategien helfen, die Wahrscheinlichkeit zu erhöhen, dass Sie gehört werden, wenn Sie darüber reden, was Sie wollen und brauchen - sei es im Bett oder überall sonst.

Seien Sie klar und unterlassen unnötige Bemerkungen

Wählen Sie den Zeitpunkt für schwierige Gespräche mit Sorgfalt aus und vermeiden Sie Momente, in denen Müdigkeit, übermäßige Emotionalität oder eine Unterbrechung von außen drohen.

Viele von uns greifen auf indirekte Strategien wie Hinweise, vage Anspielungen und Körpersprache zurück, um das zu bekommen, was wir uns wünschen. Das Problem bei solchen indirekten Strategien ist, dass sie nie eindeutig sein können, sodass das, was wir meinen, nicht unbedingt vom anderen verstanden wird. Oft überschätzen wir unsere Klarheit, wenn wir eine solche indirekte Strategie anwenden. Auch unsere Körpersprache ist nicht immer so offensichtlich, wie wir denken. Ein anderes Mal sind wir dann indirekt, indem wir die Botschaft „verpacken", um uns vor Ablehnung zu schützen. Der Nachteil ist, dass wir riskieren, dass der Empfänger nicht versteht, was wir wirklich brauchen:

BEISPIEL: *„Welche Ideen hast du für's Abendessen?" kann so eine verpackte Botschaft sein. Die Angst vor Ablehnung lässt Sie das, was Sie eigentlich meinen, nicht sagen, sei es auch nur: „Ich würde heute gern mit dir essen gehen. Hast du Lust, mit mir auszugehen?" Wenn Sie „verpackte" Botschaften verwenden, erhöhen Sie das Risiko von Missverständnissen. Vielleicht denkt Ihr Partner, dass Sie ihn bitten, beim Kochen des Essens zu helfen?*

Viele glauben, dass der andere sich nicht schert, wenn er Hinweise, Andeutungen oder mehrdeutige Körpersprache nicht beachtet, die eingesetzt wurden, um Bedürfnisse zu äußern. Von hier ist es nur ein kleiner Schritt zum Gefühl der Enttäuschung, auch wenn man nicht klar genug gewesen ist, um die Nachricht in einer verständlichen Art und Weise zu vermitteln.

Es ist wichtig zu trainieren, wie man Bedürfnisse in einer direkten Art und Weise zum Ausdruck bringen kann. Wenn es beängstigend ist, bedeutet das nur, dass Sie trainieren müssen, bis es sich natürlich anfühlt. Direkte Botschaften bedeuten nicht, dass Sie unhöflich oder dreist sind. Sie bedeuten lediglich, dass Ihre Botschaften keine versteckten Hinweise und Andeutungen beinhalten und damit so einfach wie möglich zu verstehen sind. Haben Sie Lust, zum Abendessen mit Ihrem Partner auszugehen, dann fragen Sie ihn genau das. Seien Sie nicht so vage, dass Sie riskieren, etwas ganz anderes zu bekommen oder dass Ihr Partner erraten muss, was Sie meinen.

HERAUSFORDERUNG: Neigen Sie dazu, vage zu sein, wenn Sie bestimmte Themen mit Ihrem Partner ansprechen? Üben Sie, direkter zu sein. Die Botschaft soll frei von indirekten Hinweisen und Anregungen, also so einfach wie möglich zu verstehen sein.

Übernehmen Sie Verantwortung für Ihre eigenen Gefühle

Eindeutig zu sein hilft dem Empfänger, die von Ihnen gesendete Nachricht zu verstehen. Zugleich gewinnen Sie eine Menge Sympathiepunkte, wenn Sie es schaffen, dass der Schimpf- und Kritiksensor Ihres Partners nicht aktiviert wird. Denn wenn dieser anspringt, schließen viele automatisch die Ohren.

Um es noch etwas komplizierter zu machen, ist es wichtig zu wissen, dass Ihr Partner und andere Menschen Ihnen nicht einfach so Gefühle „geben" kann/können. Die Emotionen hängen davon ab, wie wir die Situation interpretieren und darüber denken, nicht von der Situation selbst. Die Socken Ihres Partners am Boden machen Sie nicht wütend - Sie selbst sind es, die mit Wut auf die Socken reagieren. Andere würden sich vielleicht gar nicht gestört fühlen, also hat das Socken-liegenlassen an sich keine magische Kraft, die einfach so Wut auslöst. Daher müssen Sie auch die Verantwortung für Ihre eigenen Gefühle und Reaktionen übernehmen und nicht Ihrem Partner die Schuld für das geben, was Sie fühlen. Sie werden mehr damit erreichen, Ihren Partner um Hilfe zu bitten, um Ihre Bedürfnisse erfüllt zu kriegen, als ihn anzugreifen.

Ich-Botschaften lassen Sie sowohl die Verantwortung für Ihre eigenen Gefühle übernehmen, als auch das Risiko verringern, dass Ihr Partner defensiv wird. Diese grundlegende Kommunikationsfähigkeit verringert die Wahrscheinlichkeit von Konflikten und lässt Sie gleichzeitig darüber reden, was Sie brauchen. Dies macht es einfacher für Ihren Partner, Ihre Bedürfnisse zu erfüllen. Wenn Sie Ich-Botschaften verwenden, gehen Sie vom Wort „Ich" aus und sprechen über Ihre eigenen Bedürfnisse, Gedanken und Gefühle. Das kann zum Beispiel sein: „Ich erlebe das so", „Ich werde traurig, wenn" oder „Ich fühle, dass"... Wenn Sie Ich-Botschaften einsetzen, sagen Sie nichts darüber, wie Sie ihn als Person erleben und beschuldigen oder kritisieren nicht.

Das Gegenstück zu Ich-Botschaften sind sogenannte Du-Botschaften. Damit meint man Gesprächsstile, die leicht als Kritik, Verunglimpfung, Angriff oder Tadel interpretiert werden können. Du-Botschaften enthalten das Wort „Du", zusammen mit Beschreibungen davon, was Sie denken, das Ihr Partner sei („Du bist") oder tue („Du machst"). Es können auch Anschuldigungen sein, bei denen Sie Ihren Partner für Ihre Reaktionen verantwortlich machen („Du machst mich so traurig"). Du-Botschaften können Aussagen wie diese enthalten:

„Du verbringst nie Zeit mit mir."
„Du bist so faul und machst nichts mehr im Haushalt"
„Du machst mich traurig, wenn du keinen Sex mit mir haben willst."

Alle Du-Botschaften können in Ich-Botschaften umgewandelt werden. Die Du-Botschaften, die Sie zuerst gelesen haben, können zum Beispiel zu solchen Ich-Botschaften werden:

„Ich merke, dass ich ein wenig mehr Zeit mit dir brauche als die, die wir jetzt gemeinsam verbringen."

„Ich möchte gern, dass wir die Hausarbeit auf eine andere Art und Weise aufteilen, weil ich mich überfordert fühle."

„Ich wünschte, wir hätten öfter Sex." »

Hüten Sie sich vor versteckten Du-Nachrichten: „Ich finde, dass du ein Idiot bist" oder „Ich empfinde, dass du sehr faul bist, wenn es um Hausarbeit geht" verstecken schwierige Du-Botschaften, die schnell Öl ins Feuer gießen.

HERAUSFORDERUNG: Notieren Sie sich ein Problem, das Sie beabsichtigen, mit Ihrem Partner zu besprechen und ändern Sie alle Du-Botschaften in Ich-Botschaften.

Beschreiben Sie die Handlungen, von denen Sie sich entweder mehr oder weniger wünschen

Wenn Sie Ihrem Partner Feedback geben, sollten Sie sich darauf konzentrieren zu beschreiben, welche Handlungen Sie sich öfter oder seltener wünschen. Einzelne Aktionen anzupassen, ist einfacher, als sich als Person zu ändern. Durch das Beschreiben von Aktionen senken Sie gleichzeitig das Risiko, dass der Kritiksensor ausgelöst wird. Für die meisten von uns ist es auch deutlich weniger verletzend, zu anderem Handeln aufgefordert zu werden, als zu einer Veränderung der ganzen Persönlichkeit.

Die meisten von uns haben eine Kombination aus guten und schlechten Eigenschaften. Bei Beschreibungen dessen, wie wir „sind" handelt es sich oft um unvernünftige Übertreibungen. Aus diesem Grund können viele Menschen bereits durch die Vermeidung von übertriebenen Worten wie „alles", „immer" oder „nie" profitieren, wenn Sie ein Problem mit ihrem Partner ansprechen. Denn diese Ausdrücke bewirken, dass er sich verteidigen will - zurecht, denn streng genommen passieren nur sehr wenige Dinge „immer" oder „nie". Wenn Sie diese Worte verwenden, wird sich das Gespräch darum drehen, wie oft etwas passiert, anstatt um das Problem selbst, das eigentlich gelöst werden muss. Zu sagen, dass Sie „nie" Sex haben, ist mit anderen Worten das beste Rezept für einen Streit darüber, wie *oft* Sie wirklich Sex haben und nicht ein Gespräch darüber, wie Sie verschiedene sexuelle Bedürfnisse erfüllen können.

Lassen Sie Kritik aus und verwenden Sie stattdessen Anfragen

Kritik ist eines der Kommunikationsmuster, das die höchste Gefahr von Trennungen birgt. Stattdessen ist es oft einfacher, das Ziel zu erreichen, indem Sie eine Anfrage an Ihren Partner stellen, bei der Sie auf eine kultivierte Art und Weise und mit angenehmem Ton in der Stimme bitten, ob er mehr oder weniger von bestimmten Handlungen durchführen kann. So schützen Sie die Beziehung weit mehr als wenn Sie kritisieren, bestrafen oder schimpfen.

> BEISPIEL: *Stellen Sie sich vor, dass Sie das Gefühl haben, Ihr Partner ist wahnsinnig unordentlich. Wenn Sie ihn Partner bitten, „ordentlicher" zu sein, hat Ihr Partner eine ziemlich große Aufgabe vor sich: Er muss zunächst Ihre negative Personenbeschreibung ignorieren, der Versuchung widerstehen, darauf hinzuweisen, dass er nicht immer chaotisch ist und nebenbei herausfinden, wie er oder sie sich als Person zu ändern hat. „Ordentlicher" zu sein, ist für Ihren Partner auch nicht eindeutig genug, um herauszufinden, was Ihnen am wichtigsten ist: Möchten Sie es in der Küche sauber haben oder würden Sie lieber vermeiden, dass der Schreibtisch überfrachtet wird?*

Mit einer Anfrage, bei der Sie die Aktionen beschreiben, von denen Sie sich mehr oder weniger wünschen, werden Sie wahrscheinlich mehr zurückbekommen: „Socken am Boden regen mich auf. Ich wäre dir dankbar, wenn du versuchen könntest, sie in den Wäschekorb zu legen, wenn du sie in der Nacht ausziehst."

> HERAUSFORDERUNG: Konzentrieren Sie sich darauf, Kritik zu vermeiden und durch Fragen zu ersetzen. Machen Sie das so lange, bis es zur Gewohnheit geworden ist, sich so an Ihren Partner zu wenden.

Zeigen Sie, dass Sie offen für Verhandlungen sind

Sie können nicht *verlangen*, dass Ihr Partner sich ändert, egal wie wichtig etwas für Sie ist. Wenn Sie versuchen, Veränderung zu erzwingen, werden Sie wahrscheinlich als asozial, dominat oder manipulativ erlebt. Sie werden in der Regel ein weit besseres Ergebnis erzielen, wenn Sie Ihren Partner um Hilfe bitten, Ihre Bedürfnisse zu erfüllen. Das setzt voraus, dass Sie es in einer Weise tun, die zeigt, dass Sie offen für Verhandlungen, Kompromisse oder andere Lösungen sind. Das wird Ihren Partner viel entgegenkommender stimmen.

BEISPIEL:

„Ich hätte es vorgezogen, wenn du X gemacht hättest, aber ich wäre auch mit Lösung Y zufrieden, falls dir das besser passt. Was ist besser für dich?"

„Hast du Ideen, wie wir hier vorgehen könnten? Welche Lösung hättest du am liebsten?"

„Ich könnte mir vorstellen, dass wir versuchen, uns in der Mitte zu treffen, aber wenn es nicht funktioniert, könnten wir vielleicht ein bisschen von beidem probieren oder versuchen, es jedes zweite Mal auf meine und dann wieder auf deine Art und Weise zu machen?"

„Wenn du Aktion Y öfter machst, tue ich mich leichter, Aktion X öfter zu machen, von der ich weiß, dass du dir mehr wünschst."

HERAUSFORDERUNG: Wie reagiert Ihr Partner, wenn Sie ihm deutlich zeigen, dass Sie offen für Verhandlungen sind? Finden Sie es heraus, indem Sie es in der Praxis austesten.

Robinson-Methode

Mit grundlegenden Kommunikationsfähigkeiten im Gepäck ist es weniger beängstigend, sich auf explosive Themen einzulassen. Hier ist eine Technik, die Sie anwenden können, um empfindliche sexuelle Themen zu behandeln, bei denen Sie Ihren Partner leicht verletzen können.

Der Autor von *„Communication Miracles for Couples"*, Jonathan Robinson, beschreibt eine Gesprächstechnik, die vermeiden soll, dass sich schwierige Botschaften zu schmerzhaften Gesprächen entwickeln. Wenn Sie die Robinson-Methode anwenden, können Sie verhindern, dass der Kritiksensor anschlägt. Die Technik wird nicht immer funktionieren, aber sie wird bewirken, dass die Herausforderung für das Selbstwertgefühl des Partners so gering wie möglich ist.

Wir empfehlen aufzuschreiben, was Sie bei jedem Schritt des Verfahrens zu sagen planen, zumindest die ersten paar Male, bei denen Sie ein schwieriges Thema ansprechen wollen. So erhöhen Sie die Chance, die Technik bei schwierigen Gesprächen mit Ihrem Partner richtig anzuwenden.

Wertschätzen Sie Ihren Partner

Gespräche enden häufig so, wie sie begonnen haben. Daher ist es wichtig, einen weichen Start zu schaffen. Beginnen Sie das schwierige Gespräch damit, etwas zu sagen, das Sie an Ihrer Beziehung oder Ihrem Partner zu schätzen wissen. Das, was Sie erwähnen, sollte vorzugsweise etwas sein, das mit dem zusammenhängt, was Sie ansprechen wollen. Dies macht Ihren Partner dem gegenüber freundlicher gestimmt, was Sie zu sagen haben und verringert die Wahrscheinlichkeit, dass er defensiv wird oder auf Gegenangriff schaltet. Lassen Sie uns den Ausgangspunkt der Robinson-Methode nehmen und den Blick auf ein Beispiel werfen, wo ein Mann sich wünscht, dass seine Partnerin körperlich aktiver wird.

BEISPIEL: *„Ich mag die Spaziergänge wirklich sehr, die wir zwei zusammen machen. Ich liebe es, wenn wir beide was Sportliches machen und ich mich mit dir auspowern kann. In deiner Gesellschaft habe ich richtig viel Energie."*

ACHTUNG: Achten Sie darauf, Ihrem Partner auch im Alltag zu sagen, dass sie ihn schätzen, und nicht nur, wenn Sie danach negatives Feedback zu geben planen - das Letztere wird schnell durchschaut.

Erzählen Sie von Ihren guten Absichten

Der nächste Schritt ist es, zu verhindern, dass Ihr Partner annimmt, Sie hätten viel egoistischere Motive, als dies der Fall ist. Sie tun dies, indem Sie die Gründe teilen, weshalb Sie das Thema mit Ihrem Partner besprechen wollen und betonen, wie es sich für ihn/sie oder für Sie beide als Paar positiv auswirken kann. Die meisten Menschen sind eher bereit sich zu ändern, wenn sie es auch für sich *selbst* tun und nicht nur für andere.

BEISPIEL: *„Es gibt also etwas, das ich dich fragen will. Der Grund, warum ich es anspreche, ist, dass ich wirklich möchte, dass wir zwei zusammen alt werden. Ich möchte auch, dass wir beide bei guter Gesundheit sind, wenn wir älter werden, damit wir die Dinge auch weiterhin gemeinsam erleben können."*

Beschreiben Sie das Problem

Der nächste Schritt ist, das Problem zu beschreiben, so wie Sie es sehen, auf der Grundlage Ihrer eigenen Erfahrung. Statt Ihren Partner zu bitten, sich zu ändern, kann es viel effektiver sein zu beschreiben, was Sie *brauchen*. Laut Jonathan Robinson kann viel dadurch gewonnen werden, dass Sie sich auf diese Weise verwundbar machen: Wenn Sie gleichzeitig die Verantwortung für Ihren Teil des Problems wahrnehmen und die Verantwortung nicht auf Ihren Partner schieben, wird Ihr Partner oft entgegenkommender sein, wenn es um das Finden einer Lösung geht.

> BEISPIEL: „*In letzter Zeit habe ich mir öfters Sorgen gemacht, dass unsere Gesundheit nicht so gut sein könnte, wenn wir alt werden. Ich habe bemerkt, dass unsere Ernährung sich verschlechtert hat und es nicht so einfach ist, körperlich aktiv genug zu sein. Du bist mir sehr wichtig und die Zeit mit dir bedeutet mir viel. Ich merke, dass ich unruhig und ängstlich werde, wenn ich daran denke, dass wir später evtl. mit gesundheitlichen Problemen zu kämpfen hätten.*"

Wenn Sie das Thema mit Ihrem Partner ansprechen, ist es wichtig, die Strategien zu verwenden, die Sie bisher gelernt haben: Verwenden Sie Ich-Botschaften, in denen Sie über sich selbst reden, ohne zu sagen, wie Sie Ihren Partner oder die Motive Ihres Partners wahrnehmen. Vermeiden Sie übertriebene Worte und beschreiben Sie die Auswirkungen, die Aktionen auf Sie haben, anstatt Persönlichkeitsmerkmale Ihres Partners zu kritisieren.

Bitten Sie Ihren Partner um Hilfe

Autonomie, das ist die Erfahrung, dass wir uns selbst und das, was in unserem Leben geschieht, kontrollieren können. Es handelt sich um eines unserer grundlegenden psychologischen Bedürfnisse. Wenn uns jemand sagt, was wir tun sollten oder uns zur Veränderung drängt, werden diese Grundbedürfnisse bedroht. Deshalb ist es sinnlos, jemandem zu sagen, er solle Gewicht verlieren oder aufhören zu rauchen. Wenn jemand viel Druck ausübt, damit wir uns verändern, fühlen wir uns oft so, als könnten wir nicht selbst über uns und unser eigenes Leben entscheiden. Da Autonomie ein Grundbedürfnis ist, sind Bedrohungen dagegen viel gefährlicher als Zigaretten und zusätzliche Kilos. Das Ergebnis von zu starkem Druck von außen ist, dass wir uns krampfhaft an allen Gründen festhalten, warum wir uns *nicht* ändern können.

Um dieses Problem zu umgehen, kann es oft hilfreich sein, Ihren Partner um Vorschläge zu bitten, wie Ihre Bedürfnisse erfüllt werden könnten oder um Möglichkeiten das Problem zu lösen: „Hast du eine Idee, wie wir uns hier verhalten könnten? Welche Lösung passt für dich? Hast du Vorschläge, was wir tun könnten?"

Wenn Sie Glück haben, schlägt Ihr Partner die Lösung vor, die Sie bevorzugen. In einem solchen Fall einigen Sie sich auf eine Probezeit und beurteilen nach einiger Zeit von Neuem, wie es Ihnen geht.

Aber was, wenn Ihr Partner etwas vorschlägt, mit dem Sie nicht einverstanden sind? Oder wenn Ihr Partner keine Lösungsvorschläge hervorbringt? Dann kann es hilfreich sein, Ihrem Partner mehrere Ideen zur Wahl zu geben, um zu zeigen, dass Sie wirklich daran interessiert sind, eine Lösung zu finden, ohne einfach nur Ihren Willen durchzusetzen. Vielleicht kann die Lösung tatsächlich aus mehreren Vorschlägen kombiniert werden?

> BEISPIEL: *„Ich kann mir gut vorstellen, dass wir beide zusammenarbeiten, um unseren Lebensstil in eine gesündere Richtung zu bewegen, so können wir uns gegenseitig unterstützen und unterwegs ermutigen. Wenn du dir das nicht vorstellen kannst, würde es mir sehr viel bedeuten, wenn wir zumindest ein paar Schritte in die gesündere Richtung machen könnten. Das kann zum Beispiel sein, ungesunde Lebensmittel auf einen Tag in der Woche zu beschränken und jeden zweiten Abend gemeinsam spazieren zu gehen. Wie denkst du darüber?"*

Der Ausgangspunkt für das Gespräch sollte sein, dass eine Lösung so noch nicht gut ist, solange sie nur für einen der Partner funktioniert. Wenn sich eine Partei benachteiligt fühlt, schafft das ein Ungleichgewicht und den Nährboden für Unzufriedenheit - und die Beziehung als Ganzes wird auf lange Sicht geschwächt. Wenn Ihnen die Beziehung wichtig ist, schaden Sie sich indirekt auch selbst.

Wenn uns etwas besonders wichtig ist, setzen wir es eher mit Gewalt durch. Wenn Sie eine gute Beziehung wollen, ist es wichtig, sich daran zu erinnern, dass nur Ihr Partner entscheiden kann, wann seine/ihre Bedürfnisse in den Hintergrund und Ihre in den Vordergrund gerückt werden dürfen. Gute Beziehungen drehen sich tatsächlich darum, so zu verhandeln, dass die Bedürfnisse beider soweit wie möglich erhalten bleiben. In einem guten Gespräch ist das Ziel, eine Win-Win-Situation zu erreichen, bei welcher der Partner nicht das Gesicht verliert und würdevoll aus dem Gespräch gehen kann. Dann gewinnt die Beziehung als Ganzes.

Führen Sie alle Schritte zusammen aus

Wenn Sie diese Technik zum ersten Mal verwenden, ist es nicht ungewöhnlich, dass Ihr Partner auf unterschiedliche Weise protestieren wird, indem er Sie testet. Ihr Partner kann Sie zum Beispiel verbal angreifen, Sie beschuldigen oder sich weigern, Ihre Frage zu beantworten. Dann ist es Ihre Aufgabe, sich trotzdem an die Schritte dieser Methode zu halten. Gehen Sie zurück zur Stufe, auf der Sie waren und wiederholen sie diese. Wenn Sie nun nicht in emotionale Gespräche abdriften, wird es ihrem Partner leichter gemacht, anders als bisher zu reagieren.

Zur Verwendung dieser Methode in der Praxis ist es oft eine gute Idee, sich die Schritte der Technik zu merken:

- Wertschätzen Sie Ihren Partner.
- Erzählen Sie von Ihren guten Absichten, wegen denen Sie das Thema ansprechen.
- Beschreiben Sie das Problem und was Sie brauchen, ohne etwas vom Partner zu verlangen.
- Bitten Sie Ihren Partner um Hilfe, um das Problem zu lösen und um

Vorschläge zur Problemlösung.

Stellen Sie sich vor, dass Sie damit zu kämpfen haben, dass Sie nicht genug Reibung beim Sex spüren, weil Ihr Partner zu weit ist. Wenn Sie diese Methode verwenden, könnte das so aussehen:

BEISPIEL: *„Ich liebe den Sex mit dir, und unser Sexualleben ist sehr wichtig für mich [Anerkennung]. Ich möchte wirklich, dass wir beide es so gut wie möglich miteinander haben, auch sexuell [positive Absicht]. Es gibt eine Sache, über die ich in letzter Zeit viel nachgedacht habe, und die mich ein wenig stört. Ich habe Schwierigkeiten zum Orgasmus zu kommen, wenn nicht genug Reibung vorhanden ist, und das kann den Genuss beim Sex reduzieren [Problembeschreibung]. Ich glaube, es würde sich auch für dich besser anfühlen, wenn wir verschiedene Wege finden würden, mehr Reibung beim Geschlechtsverkehr zu schaffen. Hast du Ideen, was die Reibung erhöhen könnte [fragen Sie Ihren Partner um Hilfe]?"*

Der Weg zu guten Diskussionen über schwierige Themen wird nicht für alle der gleiche sein. In Partnerschaften, in denen Sie regelmäßig geübt haben, offene und ehrliche Kommunikation zu pflegen, ist es wahrscheinlicher, dass auch schwierige Botschaften auf eine positive Art und Weise aufgenommen werden.

Auch wenn Sie den Schritten dieser Methode folgen, haben Sie keine Garantie für ein gutes Ergebnis. Sie können nie mit 100-prozentiger Genauigkeit vorhersagen, wie ein anderer reagieren wird auf das, was Sie sagen, vor allem nicht in so explosiven und persönlichen Bereichen. Den anderen dazu zu bekommen, sich von den Gedanken über seine eigene Unsicherheit loszulösen und eher die Sorge zu erkennen, die in dem, was Sie sagen liegt, ist nicht unbedingt einfach. Ihr Teil der Verantwortung liegt darin, Missverständnisse mit größten Kräften zu verhindern. Sie tun dies, indem Sie Ihre Nachricht leicht verständlich gestalten und vermeiden so, starke Gefühle zu erzeugen, durch die Ihr Partner außerstande wäre, Sie richtig zu hören.

TIPP: *Um zu vermeiden, dass Streitigkeiten in verletzende Situationen eskalieren, sollten Sie vereinbaren, eine Pausenzeit einzuhalten. Wenn einer von Ihnen ein Thema zu „heftig" findet, sodass es unmöglich ist ‚klar zu denken, ist es Zeit, dem anderen ein Zeichen zu geben, dass Sie eine solche Auszeit brauchen. Dann nehmen Sie sich mindestens 30 Minuten Pause vom Gespräch und verlassen, wenn nötig, für diesen Zeitraum das Zimmer. Dabei nutzen Sie die Zeit, um sich zu beruhigen (und nicht als Vorbereitung auf Gegenargumente). Wenn Sie wieder ruhig sind, können Sie das Gespräch fortsetzen.*

~06

Problem-
lösungen

Erektionsstörungen, nachlassende Libido, vorzeitige oder verspätete Ejakulation? Sex kann seine Herausforderungen haben, aber es gibt viel, was Sie tun können, um die Situation zu verbessern. Wir geben Ihnen spezifische Ratschläge, wie Sie Ihren guten Sex zurückbekommen.

Wenn Ihre Probleme weiterhin bestehen, obwohl Sie die Veränderungen vornehmen, von denen Sie hier lesen, sollten Sie einen Sexualtherapeuten oder andere qualifizierte Hilfe aufsuchen. Online-Angebote können eine Option sein, wenn Sie weit weg vom nächsten Therapeuten leben. Um Verbesserungen zu erreichen, egal ob für sich selbst oder „nur" für ein sexuelles Problem, empfiehlt es sich, die Art und Weise, wie Sie denken und handeln, anzupassen. Es reicht mitunter nicht aus, nur darüber zu lesen.

Wenn der kleine Freund nicht mitspielt

Mehr als einer von vier Männern hatte innerhalb der letzten drei Monate Erektionsprobleme. Die Tatsache, dass der Penis nicht vollständig kooperiert, ist somit die sexuelle Variante des sogenannten Elefanten im Raum: ‚Alle' erleben es, aber nur wenige wagen es, darüber zu sprechen.

Gelegentliche Erektionsstörungen sind tatsächlich so häufig, dass 90 Prozent der Männer über 40 bereits erlebt haben, dass der Penis nicht steif wird, wenn sie es sich wünschen. Damit die Diagnose „erektile Dysfunktion" (im Volksmund auch „Impotenz") aber tatsächlich auf Sie zutrifft, müssten Sie über einen Zeitraum von drei Monaten nachhaltige und wiederholte Schwierigkeiten gehabt haben, eine Erektion zu bekommen oder aufrecht zu erhalten. Es ist absolut normal, dass der Penis nicht immer kooperiert, das Problem müsste also wirklich erheblich sein, bevor man sagen kann, dass Sie eine ausgewachsene Erektionsstörungen haben. Wenn Sie von Zeit zu Zeit Erektionsprobleme erleben, bedeutet es daher nicht, dass Sie impotent sind oder im Begriff sind, es zu werden.

Nur wenige Männer haben perfekte Erektionen, die zu 100 Prozent verlässlich kommen. Das zu akzeptieren, ist ein wichtiger Teil der Therapie. Sie sind daher „geheilt", wenn Sie mit Ihren Erektionen grundsätzlich zufrieden sind, wenn also die erektile Dysfunktion wenig

Einfluss darauf hat, wie zufrieden Sie mit Ihrem Sexualleben sind und wenn Sie sich nicht beschissen, ängstlich oder depressiv fühlen, bloß weil Ihr Penis nicht immer ein Teamplayer ist. Dies ist ein weit realistischeres Szenario als die Fantasie über die perfekte Erektion, die nie versagt.

Psychische und physische Ursachen wirken zusammen

Manchmal gibt es eine klare körperliche Ursache, die Erektionsschwierigkeiten auslöst. Das können eine vorübergehende Harnwegsinfektion, ein Fahrradausflug, Herzkrankheiten, Operationen oder neue Medikamente sein. Wenn Ihre Erektionsschwierigkeiten physische Ursachen haben, können eine körperliche Therapie, Medikamente oder sexuelle Hilfsmittel eine gute Hilfe darstellen.

Ein sexuelles Problem ist jedoch selten *entweder* physisch *oder* mental, und so ist es auch mit Erektionsstörungen. Es wurde behauptet, dass 80 Prozent der Männer, die wegen einer körperlichen Ursache Erektions-schwierigkeiten bekommen, die Probleme mit der Erektion auch *nach* Beheben des physischen Problems erleben. Warum ist das so? Vermutlich weil sich auch bei klaren körperlichen Problemen psychische Faktoren auf die Größe des sexuellen Problems und dessen Dauer auswirken.

Psychische Ursachen für Erektionsprobleme, oft *Leistungsdruck* genannt, können so ans Licht kommen und der Grund dafür sein, dass sich die Situation nicht verbessert. Daher kann es hilfreich sein, sich über Leistungsangst zu informieren und sie zu reduzieren - egal, was die ursprüngliche Ursache des Problems war.

TEST: *Wachen Sie mit einer Morgenlatte auf oder haben Sie Erektionen in der Nacht? Dies ist ein starkes Anzeichen dafür, dass der physische Teil Ihrer Erektion funktioniert und dass Sie die besten Ergebnisse erreichen werden, indem Sie sich genauer mit Ihren Gedanken beschäftigen. Denken Sie daran, dass die Morgenlatte in bestimmten Schlafphasen zustande kommt. Wenn Sie also keine Erektionen haben, wenn Sie aufwachen, kann es doch sein, dass Sie in der Nacht welche hatten.*

Häufige Erektionsprobleme

Leistungsfokus

Leistungsdruck wird „erlernt", indem die Erektion das eine oder andere Mal ausgeblieben ist, sodass Sie gespeichert haben, dass die erektile Dysfunktion etwas ist, das tatsächlich eintreten kann. Wenn Sie die verlorene Erektion als Bedrohung auffassen, entweder für Ihr Selbstbild oder die Beziehung, in der Sie Sex haben, wird sich das während des Sex in Form von verunsichernden Gedanken zeigen. Die Gedanken können sich beispielsweise um vergangene Niederlagen, die angenommenen Konsequenzen des Erektionsverlustes oder die Zukunft drehen. Diese Gedanken werden wiederum Stress und Angstreaktionen im Körper erzeugen, sodass es für den Penis schwierig ist, steif zu werden.

Die Gedanken, die dabei entstehen, sind oft sowohl übertrieben als auch unrealistisch, scheinen aber in diesem Moment wahr zu sein. Vielleicht befürchten Sie auch, dass Ihr Partner die Angstsymptome bemerkt oder Sie versuchen verzweifelt, Ihren Penis wieder steifer zu kriegen? All dies bedeutet, dass Sie nicht in der Lage sind, die Aufmerksamkeit auf das zu richten, was tatsächlich aufregend genug sein könnte, um eine Erektion zu haben. Das Ergebnis ist, dass die Erektion sich verweigert.

Durch Leistungsangst gerät man leicht in einen Teufelskreis, denn je mehr Sie versuchen, eine Erektion zu bekommen, desto schwieriger wird es. Was kann man also dagegen tun?

Üben Sie, das Bewusstsein zu stärken, wenn Sie im „Leistungsmodus" sind. In dieser Verfassung liegt der Fokus nicht mehr auf körperlichen Empfindungen, Berührungen oder visuellen Eindrücken, die spannend sein könnten, sondern darauf, wie „gut" Sie sind. Schalten Sie darauf um, genussorientiert (siehe Seite 29) zu sein und konzentrieren Sie sich auf das, was Sie erregt und Ihnen Lust bereitet.

Gedanken über Vergangenheit und Zukunft

Was können Sie tun, wenn Ihr Kopf an Vergangenes denkt oder sich in Ihrem Körper Sorgen darüber ausbreiten, ob die Erektion klappen wird?

1. Drehen sich Ihre Gedanken um Dinge aus der Vergangenheit oder um Zukunftssorgen, sollten Sie Ihre Aufmerksamkeit wieder auf die aktuelle sexuelle Situation richten, in der Sie hier und jetzt sind. Eine Technik, die oft gut funktioniert, besteht darin, in Gedanken alles zu kommentieren, was im Moment passiert: „Jetzt bläst sie mir einen und ich kann spüren, wie fantastisch es ist, wenn sie…" Kommentieren Sie weiterhin alles, was hier und jetzt geschieht und zu einem „Alles ist in Ordnung"-Gefühl beiträgt, das die Unruhe reduziert. Die Unsicherheit wird sich legen, solange das, was in dem Moment geschieht, tatsächlich Sicherheit gibt.

    Versuchen Sie nicht, unerwünschte Gedanken wegzuschieben - dann kommen sie nur noch stärker wieder. Lassen Sie die Leistungsgedanken stattdessen existieren, aber geben Sie ihnen nicht mehr Aufmerksamkeit als nötig: Stellen Sie sich vor, dass Sie ihnen winken, wenn sie wiederkommen und verlegen Sie Ihren Fokus wieder auf das, was Sie tun, ohne die Gedanken zu verdrängen. Sie können die auftauchenden Gedanken nicht kontrollieren, aber Sie können steuern, welchen Gedanken Sie nachhängen und welchen Sie Ihre Aufmerksamkeit schenken.

2. Werden Sie nervös oder verlieren Ihre Erektion, sollten Sie nicht versuchen „zu funktionieren". Konzentrieren Sie sich stattdessen auf etwas, das Sie entweder erregen könnte oder das Ihnen hilft, sich zu entspannen. Wenn es Ihnen gelingt, sich körperlich in einer Situation zu entspannen, in der Sie Angst erleben, werden Sie Ihrem Körper signalisieren, dass die Situation doch nicht gefährlich ist. Das wiederum kann Unsicherheiten verringern und macht es einfacher für Sie, eine Erektion zu bekommen, wenn die richtige Stimulation dafür sorgt. Trainieren Sie Atem- und Entspannungstechniken, bis Sie es gut selbst schaffen, sich zu entspannen - auch in schwierigen Situationen.

Zu wenig körperliche Stimulation

Nachdem die Teenagerzeit und der Anfang der Zwanzigerjahre vorbei sind, ist es normal, eine Hand oder einen Mund zu brauchen, um eine Erektion zu bekommen und zu halten. Mit zunehmendem Alter dauert es auch länger als bisher, eine Erektion zu bekommen. Einige ältere Männer könnten gut und gern 20 Minuten körperliche Stimulation oder mehr brauchen, um eine Erektion zu bekommen. Diese Veränderungen variieren von Mann zu Mann. Einige bemerken solche altersbedingten Veränderungen kaum.

Eine Voraussetzung für eine gute Erektion ist, dass Sie sowohl angemessen als auch lange genug stimuliert werden. Sorgen Sie deshalb für genügend körperliche Berührung, ohne den Stress, dass Ihre Erektion schnell aufkommen muss. Es ist nicht Ihre Aufgabe sich zu drängen, eine Erektion zu bekommen. Ihr „Job" ist es, alle Empfindungen zu genießen, die Ihr Penis Ihnen geben kann, unabhängig davon, ob er schlaff oder steif ist.

Denken Sie daran, dass es kein Weltuntergang ist, wenn Sie Ihre Erektion verlieren - konzentrieren Sie sich nur auf das Erregendste rundherum und auf die sexuelle Stimulation, die Ihnen die Erektion anfangs bescherte. Überprüfen Sie, dass die Muskeln in Ihrem Körper so entspannt wie möglich sind und dass Sie tief und ruhig atmen. Wenn Sie dies tun, kehrt die Erektion wahrscheinlich zurück.

Sie versuchen den Penis zu „steuern"

Viele Männer versuchen, Ihren Penis „zu steuern", wenn sie Angst haben, ihre Erektion zu verlieren. Das heißt, dass sie ihren Penis auf verschiedene Weise zwingen wollen, zu kooperieren.

Ein häufiger Trick, der kontraproduktiv wirkt ist, den PC-Muskel anzuspannen und zu halten, siehe Seite 126. Wenn Sie dies tun, sieht es zwar so aus, als wäre der Penis größer oder härter, aber was Sie eigentlich tun ist, *den Blutfluss* im Peniszu reduzieren. Das ist dann wohl ein Schritt nach vorn und zwei zurück.

Vermeiden Sie Versuche, dem Penis zu sagen, was er tun und lassen soll. Er wird ohnehin von einem Nervensystem gesteuert, das Sie nicht bewusst kontrollieren können. Versuchen Sie deshalb, ihn zu spüren. Tun Sie so, als sei Ihr Penis ein Schwamm, der jedes Gefühl und jede Nuance aufzusaugen versucht. Eine solche Aufmerksamkeit auf den Genuss, den Ihr Penis Ihnen tatsächlich schenkt, wird die Empfindungen intensivieren und sicherstellen, dass Sie mehr spüren.

TIPP: *Sie kann einige Finger hinter Ihre Hoden legen, wenn sie Sie stimuliert. Dann spürt sie durch die Finger, wenn Sie versuchen, Ihren Penis mit dem PC-Muskel „aufzupumpen" und kann Sie darauf aufmerksam machen.*

Sie denken, dass die Beziehung auf dem Spiel steht, wenn Ihr Penis nicht mitmacht

Viele Männer mit Erektionsstörungen denken, dass die Erektionsschwierigkeiten, mit denen sie kämpfen, die Beziehung gefährden. Für die meisten Frauen aber wird Ihre Reaktion darauf relevanter sein als die Erektionsschwierigkeiten selbst - vorausgesetzt, dass Ihre Beziehung sonst intakt ist.

Das Wichtigste ist, dass Ihre Partnerin die Situation nicht falsch versteht und denkt, sie wäre unattraktiv oder nicht gut genug. Stellen Sie daher sicher, dass sie weiß, dass Sie Lust auf sie haben, selbst wenn Ihr Penis nicht steif ist.

Vermeiden Sie Sätze wie: „Das ist mir noch nie passiert" oder „Das passiert mir normalerweise nicht", wenn Ihr Penis schwächelt. Das kann Ihr Ego schützen, aber kaum ihres: Wenn es Ihnen zuvor noch nie passiert ist, aber nun ausgerechnet mit *ihr*, sagen Sie ihr ja indirekt, dass sie das Problem ist.

Zeigen Sie stattdessen, dass Sie das Problem *in die Hand nehmen,* ohne Ausreden dafür zu finden. Dann könnten Sie zum Beispiel etwas sagen wie: „Wenn ich zu müde, unkonzentriert oder gestresst bin, passiert es, dass mein Penis nicht vollständig kooperiert. Das ist keine große Sache,

wir können uns stattdessen auf dich konzentrieren." Das ist doch viel erotischer. Durch ein Gespräch über die Situation auf eine gute Art und Weise können Sie verhindern, dass Erektionsstörungen zu Problemen in der Beziehung führen.

Tipps gegen Erektionsverlust

Bringen Sie die Erregungskurve ihrer Partnerin zum Abschluss, auch wenn der Sex nicht wie geplant verläuft

Wenn Sie keine Erektion bekommen oder sie zwischendurch verlieren, ist es wichtig, Ihren „Job" abzuschließen. Achten Sie darauf, dass Ihre Zunge oder Finger sie zum Ziel bringen, unabhängig davon, was mit Ihrem Penis passiert. Dann wird sie auch weiterhin Sex mit etwas Positivem verbinden. Außerdem vermeiden Sie so, dass sie langfristig Probleme mit geringer Libido bekommt.

Drängen Sie sich nicht, nur weil der Penis steif ist

Wenn Sie Erektionsstörungen haben, kann es verlockend sein, die Penetration zu beginnen, wenn der Penis erstmal steif wird. Das ist sehr verständlich, aber es ist eine schlechte Strategie: Wenn sie noch nicht bereit ist, wird es wahrscheinlich schmerzhaft und unangenehm sein und kann dazu führen, dass sie den Wunsch nach Sex verliert.

Haben Sie weiterhin Sex, auch wenn Sie Erektionsstörungen haben

Sex ist mehr als nur das Eindringen und das Vermeiden von Sex erhöht alle Arten von Angst. Sex zu vermeiden, um den negativen Emotionen, die mit Erektionsschwierigkeiten verbunden sind, zu entgehen, wird die Leistungsangst auf lange Sicht noch verschärfen. Dann wird es sich sogar unnatürlich anfühlen, sich wieder zu berühren, sodass es noch schwieriger wird, Sex zu haben. Wenn Ihr Penis nicht steif wird, konzentrieren Sie sich stattdessen auf Ihre anderen sexuellen Gänge (siehe Seite 33).

Fragen Sie sich während des Sex, ob Sie im Leistungs- oder genussorientierten Modus sind. Trainieren Sie, bis es Ihnen gelingt festzustellen, wann Sie im Leistungsmodus gefangen sind.

Sobald Sie bemerken, dass Sie versuchen eine Erektion zu erreichen oder zu halten, ist es Zeit, Ihre Aufmerksamkeit auf den Punkt zu lenken, an dem Ihr Körper den Ihres Partners berührt. Konzentrieren Sie sich auf das, was sich am allerbesten anfühlt.

Versuchen Sie, die Vorspielreihenfolge zu durchmischen, sodass Sie die Stimulation direkt vor dem Geschlechtsverkehr erhalten. Erhöhen Sie die Intensität der Stimulation, indem Sie darum bitten oder die Initiative ergreifen, dass es mehr „hands on"-Vorspiel gibt. Stellen Sie auch zwischendurch genügend Stimulation sicher.

Achten Sie auf alle Arten, den Penis zu kontrollieren und alle „Tricks", die Sie anwenden, um eine Erektion zu bekommen. Versuchen Sie, ohne diese Tricks Sex zu haben. Stellen Sie insbesondere sicher, dass Sie den PC-Muskel entspannt halten und versuchen, Ihren Penis nicht „aufzupumpen".

Ejakulations-kontrolle

Zu frühe und zu späte Ejakulation sind sexuelle Probleme, die schon viele Männer erlebt haben. Schauen wir uns also an, was Sie tun können, um diese Situationen zu verbessern.

So beheben Sie vorzeitige Ejakulation

Vorzeitige Ejakulation ist eines der häufigsten sexuellen Probleme bei Männern. Viele wenden eine Vielzahl von „Tricks" an, um es zu vermeiden. Das ist sehr verständlich, aber sie schaffen oft neue Probleme.

Ein solcher Trick ist zum Beispiel abzustoppen, wenn man sich beim Geschlechtsverkehr dem Orgasmus nähert und dann wieder fortzusetzen. Das kann allerdings eine frustrierende Erfahrung für sie sein. Wenn die Stimulation jedes Mal stoppt, wenn sich angenehme Gefühle einstellen, kann das die Lust langfristig verringern.

Eine weitere beliebte Strategie ist es, die viele wählen ist, an andere, unerotische Dinge zu denken, um den Orgasmus zu verzögern. Beim Versuch, nicht zu kommen, denken Sie möglicherweise an Ihren Kredit, verschimmelte Lebensmittel oder tote Insekten, sodass Sie mental nicht in der aktuellen Situation sind. Dies funktioniert offenbar kurzfristig. Der Nachteil aber ist, dass Sie Sex schnell mit etwas Negativem assoziieren können, was eventuell Ihre Libido in eine negative Richtung beeinflusst.

- **Steigen Sie im richtigen Moment auf die Bremse**

  Sie müssen Ihre eigene Erregungskurve kennen, um zur richtigen Zeit auf die Bremse zu steigen. Wenn Sie gedanklich abgelenkt sind, spüren Sie nicht, wie nahe Sie dem Orgasmus wirklich sind. Der Schlüssel für eine gute Kontrolle über die Ejakulation ist daher, dem, was im Körper geschieht, mehr Aufmerksamkeit zu geben, nicht weniger.

  Die Bremse ist in diesem Fall eine tiefe, ruhige Atmung zusammen mit dem Anspannen des starken, trainierten PC-Muskels (siehe Seite 126). Wenn Sie den Muskel anspannen, gehen Sie für ein paar Sekunden auf der Erregungsskala nach oben, weil die Prostata stimuliert wird. Sie müssen daher schon kurz bevor Sie den „point of no return" erreichen (siehe Seite 32), auf die Bremse steigen, damit sie wirken kann.

- **Werden Sie multiorgasmisch**

  Indem man multiorgasmisch wird, kann man vorherige Probleme zum Vorteil umkehren. Wenn Sie lernen, den Samenerguss vom Orgasmus zu unterscheiden, können Sie den Sex fortsetzen und einen Orgasmus nach dem anderen haben, ohne Ihre Erektion dazwischen zu verlieren.

  Da der Sinn von multiplen Orgasmen darin besteht, mehrere Orgasmen während eines Geschlechtsverkehrs zu haben, ist es eigentlich ein Vorteil, wenn Sie dazu neigen, zu schnell zu kommen. Diese Tendenz wird Ihnen unter Umständen im Vergleich mit denjenigen, die später kommen, viel mehr Lust in Form von multiplen Orgasmen bereiten.

Und Sie? Wenn Sie zu früh kommen, ist das keine Katastrophe. Bringen Sie sie mit Ihrem Mund oder Ihren Fingern vor oder nach dem Geschlechtsverkehr zum Kommen. Genießen Sie jede Sekunde des Orgasmus, wenn er kommt, sodass Sie keine negativen Assoziationen dazu entwickeln, einen Orgasmus zu haben. Denn Letzteres kann ihn weniger intensiv machen.

So vermeiden Sie späte Ejakulationen

Rund 5-10 Prozent der Männer finden, dass jeder Sexualakt mehr oder weniger einem kurzen Marathon entspricht, was dem Sex viel Genuss entziehen kann.

Es gibt mehrere Ursachen für Probleme mit verspäteter Ejakulation. Wenn Sie während der Masturbation viel schneller kommen als beim Geschlechtsverkehr, ist wahrscheinlich eine psychische Komponente vorhanden. Einige Männer entwickeln dieses Problem, nachdem sie in einer Beziehung waren, in der sie sich mit der Verhütungsmethode nicht sicher fühlten. Andere haben Schwierigkeiten, wenn sie wütend auf ihren Partner sind oder Probleme in ihrer Beziehung haben. Selbst kleine Mengen von Alkohol können den Samenerguss nach hinten verschieben und einige Medikamente verursachen dasselbe.

Bevor Sie eventuell professionelle Hilfe aufsuchen, können Sie einen Blick auf die folgenden Tipps werfen. Sie haben schon bei vielen dazu beigetragen, dass sie leichter das Ziel erreichen.

- **Stellen Sie sicher, dass Sie nicht auf eine Weise masturbieren, die Ihnen sexuelle Probleme bereitet**
  Wenn Sie häufig onanieren, kann es klug sein, es weniger oft zu tun, bis Sie feststellen, dass es einfacher ist, das Ziel zusammen mit Ihrem Partner zu erreichen. Ein zu fester Griff beim Masturbieren kann Ihren Penis „trainieren", einen sehr starken Reiz zu brauchen, mit dem die meisten Vaginas nicht mithalten können. Viele erfahren daher einer Verbesserung, wenn sie weniger häufig und mit rund einem Drittel weniger Druck masturbieren als Sie sonst gewohnt sind. Variieren Sie zwischen heftigen und sanften Griffen, wenn es Ihnen schwer fällt, bei rein sanfter Berührung die Erektion zu halten.

- **Erhöhen Sie den Zusammenhang zwischen Geschlechtsverkehr und Orgasmus**

  Eine weitere häufige Ursache von Schwierigkeiten beim Erreichen des Orgasmus ist, dass man sofort zum Geschlechtsverkehr übergeht, sobald die Erektion sich zeigt, ohne eigentlich erregt genug zu sein. Nehmen Sie sich genug Zeit für das Vorspiel, sodass Sie jedes Mal beim Beginn des Geschlechtsverkehrs auf Stufe 6 der Erregungsskala sind. Die Skala reicht von 0 (durchschnittliche Beerdigung) bis 10 (Orgasmus), und dreht sich darum, wie *erregt*, nicht wie hart Sie sind.

- **Masturbation mit Fokus auf das, was man im Körper spürt**

  Schalten Sie regelmäßig die Pornos ab und masturbieren Sie mit Konzentration auf das, was Sie in Ihrem Körper spüren. Ihre Gedanken werden früher oder später zu anderen Dingen abschweifen. Das ist ganz normal: Bewegen Sie die Konzentration wieder auf die physischen Empfindungen im Körper zu. Dies wird helfen, sich selbst darin zu trainieren, mehr von dem zu spüren, was passiert. Je schwerer Ihnen das fällt, desto mehr können Sie aus dem Training gewinnen.

Müssen Sie masturbieren, um mit einem Partner zum Orgasmus zu kommen? Dann sollten Sie in der letzten Sekunde bevor Sie kommen, zur Penetration übergehen, um den Zusammenhang zwischen Geschlechtsverkehr und Orgasmus zu erhöhen. Nach und nach werden Sie feststellen, dass Sie zum Geschlechtsverkehr übergehen können, während der Orgasmus noch weiter weg ist, und trotzdem Ihr Ziel erreichen.

Wenig Lust auf Sex

Unser sexuelles Verlangen variiert im Laufe unseres Lebens. Mangel an Sex kann eine Beziehung im Laufe der Zeit jedoch auf dünnes Eis führen und daher ist es wichtig, das Problem ernst zu nehmen.

Bei beiden Geschlechtern gibt es einige Ursachen für einen geringen Sexualtrieb, die temporär sind. Alltagsstress ist ein Hauptgrund für Lustprobleme, zum Teil, weil er dazu führen kann, dass wir weder Energie noch Ressourcen für Sex haben. Eine weitere häufige Ursache sind größere Belastungen oder Veränderungen im Leben - beispielsweise Konflikte. Das kann den Sexualtrieb für eine längere Zeit drücken, obwohl man argumentiert, dass „alles in Ordnung" ist. Unsere Genitalien können in solchen Fällen der ehrlichste Teil von uns sein, indem sie signalisieren, dass etwas nicht stimmt oder dass etwas verarbeitet werden muss.

Mehrere sexuelle Probleme gleichzeitig sind normal. Wenn Sie andere sexuelle Schwierigkeiten hatten, bevor die Lust verschwand, sollten Sie diese Probleme zuerst bearbeiten. Dies liegt daran, dass sexuelle Probleme normalerweise den Sexualtrieb betreffen, indem man nach und nach Sex mit negativen Emotionen zu verbinden beginnt. Beheben Sie diese Probleme, wird die Lust in vielen Fällen ganz von selbst zurückkommen.

Hier sind einige weitere Gründe für geringe Libido und Hinweise zur Problembehebung:

Beziehungsprobleme

Ist Ihr Sexualtrieb noch da und Sie haben Lust zu masturbieren, aber es fehlt Lust auf Ihren Partner? Das ist ein Zeichen dafür, dass die Ursache für Ihre Probleme in der Beziehung liegt, ob sie nun emotional oder sexuell ist.

Viele Menschen erleben sexuelle Probleme vor allem in Zeiten, in denen sie viele Konflikte in der Beziehung haben oder wenn diese als unsicher empfunden wird. Beginnen Sie, systematisch an Ihrer Beziehung zu arbeiten und sie so zu verbessern (siehe Kapitel über Partnerschaft) und arbeiten Sie *gleichzeitig* daran, Ihren Sexualtrieb wieder zu erhöhen, indem Sie positive Assoziationen in Bezug auf Sex schaffen.

Einer geringen Libido müssen nicht immer dramatische Ursachen zugrunde liegen. Viele Paare, die wenig Sex haben, leben einfach eine Partnerschaft, in der jeder für sich mit verschiedenen Aktivitäten beschäftigt ist. Sie haben oft wenig körperliche Nähe über den Tag verteilt und selten Kontakt, bei dem sie emotionale Nähe zueinander erleben. Wenn außerdem einer oder beide gleichzeitig das reagierende Erregungsmuster haben, wird unter solchen Bedingungen wohl selten Lust von selbst auftreten.

> HERAUSFORDERUNG: Nehmen Sie sich Zeit für die schwierigen Gespräche und seien Sie ehrlich mit Ihrem Partner, was Ihre nicht erfüllten Bedürfnisse betrifft, sowohl innerhalb als auch außerhalb der Beziehung. Tipps für eine gute Kommunikation finden Sie auf Seite 162.

Pflichtsex

Bei unterschiedlichen Sexualtrieben ist es nicht ungewöhnlich, dass einer Sex hat, ohne sexuelles Verlangen zu spüren, weil er lieb zum anderen sein und den „Hausfrieden" erhalten will. Dies wird die Situation verschlimmern, da lustfreier Sex die Lust langfristig verringert. Wenn Sie feststellen, dass das der Fall ist, ist es absolut notwendig, dass Sie nicht einwilligen und keinen Sex haben. Wenn Sie doch mitmachen, schaden Sie Ihrer eigenen Sexualität und langfristig Ihrer Partnerschaft.

Paare, die auf ein 'Nein zu Sex' mit einem Lächeln reagieren, haben langfristig gesehen mehr Sex, weil er als eine entspannte und positive Aktivität gelten kann. Jammern, Überzeugen, Schmollen, Schimpfen oder „Stille" bringen Sie vielleicht hier und da an Ihr Ziel, führen aber langfristig zu *weniger* Sex, weil der Partner nach und nach negative Assoziationen zu Sex entwickelt.

HERAUSFORDERUNG: Haben Sie nur Sex, wenn Sie tatsächlich möchten. Üben Sie, Körbe so sanft und erträglich wie möglich für Ihren Partner zu gestalten.

Geringes sexuelles Selbstvertrauen

Wenn Sie kein Vertrauen in Ihre eigenen sexuellen Fähigkeiten haben, denken, dass Sie nicht gut genug im Bett sind oder dem anderen nicht genügen, kann es schnell dazu kommen, dass Sie mehr Lust auf Masturbation haben als auf Sex. Viele Männer mit geringer Libido kämpfen auch mit vermindertem sexuellem Selbstvertrauen und bevorzugen es deshalb, zu Pornos zu onanieren anstatt mit dem Partner zu schlafen.

Wenn jemand einen Porno dem Sex vorzieht, wird das oft als Porno-Sucht oder Zeichen dafür interpretiert, dass der Partner nicht attraktiv genug ist. In Wirklichkeit ist es viel wahrscheinlicher, dass er glaubt, dass Masturbation gut funktioniert, wohingegen ihm eigentlich das Vertrauen in seine eigenen sexuellen Fähigkeiten mit einem Partner fehlt.

HERAUSFORDERUNG: Erstellen Sie einen Plan, wie Sie die Techniken in die Praxis umsetzen können. Kombinieren Sie dies mit unterstützenden und er-mutigenden Ansprachen an sich selbst, während Sie die Selbstkritik, die dem Selbstwert schadet, ad acta legen.

Sexuellem Missbrauch oder Kränkungen ausgesetzt (worden) sein

Männer, die vor der Pubertät unangemessenen (sexuellen) Berührungen ausgesetzt wurden, haben im Vergleich zu Männern ohne solche Erfahrungen ein zwei- bis dreimal höheres Risiko, unter Schwierigkeiten mit ihrer Libido und vorzeitiger Ejakulation zu leiden.

Viele Täter, vor allem weibliche, nutzen oft die Tatsache, dass Angst eine Erektion auslösen kann und/oder dass sie ohne sexuelles Verlangen auftreten kann. Dies ist einer von mehreren Gründen, warum Männer oft Schwierigkeiten haben zu erkennen, dass ein Übergriff stattgefunden hat.

Sowohl Männer als auch Frauen, die missbraucht worden sind, haben ein erhöhtes Risiko, unter Angst und geringem Sexualtrieb zu leiden. Unverarbeitete schmerzhafte Ereignisse können der Sexualität langfristig stark schaden, egal welches Geschlecht davon betroffen ist.

Sex zu haben, um sich nach einem Übergriff wieder besser mit dem Thema zu fühlen, setzt das Vertrauen voraus, dass man jederzeit aufhören kann, egal aus welchen Gründen. Alle Angst wird durch das Vermeiden der sexuellen Situation jedoch noch schlimmer. Daher ist es wichtig, dass Sie nach und nach an dem arbeiten, was Unwohlsein hervorruft. Nehmen Sie dafür die gleiche Vorgehensweise zur Hand, als würden Sie an Komplexen, ihren eigenen Körpern betreffend, (siehe nächster Punkt) arbeiten.

Verarbeitung von Missbrauch erfordert in vielen Fällen professionelle Hilfe. *Eye Movement Desensitization and Reprocessing* (EMDR) ist eine von mehreren Techniken zur Behandlung von Traumata, die laut Forschungsergebnissen dokumentierte Effekte aufweist. Bitten Sie Ihren Arzt um eine Überweisung an einen Therapeuten mit einschlägigem Fachwissen oder konsultieren Sie einen niedergelassenen Arzt.

> HERAUSFORDERUNG: Üben Sie geistig, im Moment, im Hier und Jetzt zu sein. Beachten Sie und konzentrieren Sie sich auf alles, was zeigt, dass Sie sich sicher fühlen und sich nicht in der traumatischen Situation befinden, auch beim Sex. Mit etwas Übung bekommen Sie schließlich Ihr Sexualleben wieder für sich zurück.

Angst und Komplexe

Komplexe in Bezug auf Ihren eigenen Körper und Ihr Aussehen, sowie Angst in sexuellen Situationen sind die häufigsten Ursachen für eine geringe Libido. Hier stellen wir eine Methode vor, die Sie anwenden können, um beides zu verbessern.

Eine wichtige Ursache für Angst und Komplexe besteht darin, dass man beginnt, mit verschiedenem „Tricks" seine Unsicherheiten zu kaschieren. Das kann bedeuten, dass man den Körperteil, den man nicht mag, misst, wiegt oder versteckt. Es ist auch üblich, Situationen zu vermeiden, die Angst oder Unbehagen wecken. Sind sie nicht zu vermeiden, versucht man wohl, sie so schnell wie möglich hinter sich zu bringen.

Diese Tricks wenden wir an, um uns sicherer zu fühlen, aber sie helfen eigentlich nur dabei, das Problem aufrecht zu erhalten: Sie signalisieren dem Gehirn, dass der Körperteil sehr wichtig ist oder die Situation so gefährlich ist, dass wir etwas tun müssen, um uns zu schützen. So erfährt das Hirn nicht, dass die Situation eigentlich sicher ist oder dieser Körperteil keine Bedrohung darstellt und wird daher auch weiterhin den Angst-Modus unterstützen.

Das Einzige, wovor Angst und Komplexe „sich fürchten", ist richtig herausgefordert zu werden. Je mehr wir dem begegnen, was uns Angst macht, desto weniger unangenehm wird es nach und nach sein, weil wir erfahren, dass es gar nicht so beängstigend ist, wie wir dachten.

Das Ganze ist ein bisschen, als würde man sich einen Horror-Film öfters ansehen: Nach dem 15. Mal macht es einem schon wesentlich weniger aus als beim ersten Mal. Wenden Sie Tricks an, wie z.B. die Augen und Ohren jedes Mal zuzuhalten beim Filmschauen, lernen Sie nie, dass Sie es eigentlich aushalten, ihn anzusehen. Dann dauert es viel länger, bis die Angst abnimmt, und vielleicht wird sie so nie ganz verschwinden.

Angsthierarchie

Die Angsthierarchie ist eine Methode, die Tricks zu reduzieren, die sowohl Angst als auch Komplexe aufrechthalten. Es handelt sich um eine „hierarchisierte Liste" von Situationen, die Sie *vermeiden* oder als unangenehm bzw. beängstigend erleben. Die Skala reicht von 0 bis 10, je nachdem, wie viel Angst oder Unbehagen die entsprechende Situation bei Ihnen verursachen würde, *ohne* dass Sie sich mit den Tricks zwischendurch selbst Sicherheit geben.

Das Beispiel zeigt eine Angsthierarchie für eine Person, die aufgrund von Komplexen bezüglich des eigenen Pos Angst davor hat, sich dem Partner nackt zu zeigen (0 = keine Angst, 10 = maximale Angst):

10 Nackt vor Ihrem Partner, mit eingeschaltetem Licht, sodass Ihr Partner den Po klar und deutlich sehen kann

8,5 Sich in gedimmtem Licht nackt vorm Partner zeigen, sodass es möglich ist, etwas zu sehen

7 Sich nach dem Training in der Garderobe umziehen

6 Sich nackt vor dem Partner mit schwachem Licht in der Ecke zeigen

4 Aufhören, jeden Tag im Spiegel nachzusehen, wie der Po aussieht (d.h. ohne Tricks)

3 Sex haben mit dem Licht an, unter der Decke, sodass der Partner nichts sehen kann

Der Schlüssel ist, Situationen am unteren Rand Ihrer Angsthierarchie zu suchen, also die am wenigsten erschreckenden der Situationen, die Sie vorher vermieden oder unter denen Sie gelitten haben. So wird die Angst allmählich kleiner und schließlich werden auch die Unsicherheiten reduziert. Damit dies funktioniert, gibt es einige Grundregeln:

* Bleiben Sie mindestens 30 Minuten in der Situation, oder bis die Angst in ihrer Intensität auf einer Skala von 0 bis 10 halbiert wurde. Wenn Sie in dem Moment aufhören, in dem die Angst gerade am stärksten ist, verstärken Sie diese langfristig.

- Greifen Sie nicht auf Tricks zurück (sich zudecken, in bestimmten Positionen sitzen, an bestimmte Dinge denken), um die Angst zu „verdrängen" oder sich zwischendurch sicherer zu fühlen. Tun Sie das, wird die Unsicherheit anhalten. Der Horrorfilm wird ja nicht weniger unheimlich, wenn man sich ständig versteckt - so erfährt man schließlich nie, dass man ihn eigentlich ertragen hätte.

- Arbeiten Sie mindestens vier Mal pro Woche mit dem, vor dem Sie Angst haben (vorausgesetzt, Sie schaffen es, die Lust auf Sex zu wecken). Wenn die Situation keine Angst mehr weckt, können Sie zum nächsten Punkt übergehen. Wenn Sie Ihren Weg nach oben auf der Liste gehen, werden Sie immer mehr zunächst erschreckenden Situationen begegnen. Dann haben Sie bereits gelernt, dass sich die Angst allmählich legt und dass Sie mehr bewältigen können als Sie denken.

Körperliche Ursachen oder psychische Erkrankungen

Der Mangel an Vitaminen und Mineralstoffen, ein niedriger Hormonspiegel (insbesondere Testosteron bei Männern) und eine Vielzahl von physischen und psychischen Störungen können eine geringe Libido verursachen. Fast 69 Prozent der Männer mit Schlafapnoe berichten von einem herabgesetzten Sexualtrieb, also gibt es manchmal ganz andere Gründe für den nachlassenden Sextrieb als psychische. Lassen Sie sich - vor allem auch Ihr Blut - von einem Arzt gründlich untersuchen, wenn dies nicht bereits geschehen ist. Es ist unnötig, die Beziehung der Last einer geringen Libido auszusetzen, wenn die Ursache mit Vitamin- oder Mineralstoffpräparaten zu beheben ist.

Depressionen und bestimmte Medikamente gegen psychische und physische Erkrankungen sind auch berüchtigte Libido-Killer. Zu den Symptomen einer Depression zählen unter anderem: langfristig gedrückte Stimmung, Energieverlust und ein starker Rückgang des Interesses an Tätigkeiten, die zuvor positiv wahrgenommen wurden.

Ihr Hausarzt kann Sie beraten. Kognitive Verhaltenstherapie bringt für viele Besserung bei einer ganzen Reihe von verschiedenen psychischen Störungen. In den letzten Jahren wurden auch neue Behandlungsansätze entwickelt, die Patientengruppen wirksam zur Verfügung gestellt werden, die bei konventionellen Therapieformen nicht im Fokus standen. Die Intensive Psychodynamische Kurzzeittherapie (ISTDP) ist ein Beispiel für eine Therapierichtung, die eine besonders gute Wirkung für Menschen bewiesen hat, denen frühere Therapien nicht hinreichend genutzt haben.

Fetische und Erregungsmuster

Ein Fetisch ist eine konkrete Handlung, ein Gegenstand oder Körperteil, der außerordentlich viel Erregung hervorruft. Viele sagen, dass sie bereits in der frühen Kindheit einen starken Grad an sexueller Erregung spürten, sobald sie in der Nähe des Objekt waren, für das sie später einen Fetisch entwickelten.

Für manche ist der Fetisch notwendig, um sexuelle Erregung zu empfinden, während andere eher die zusätzliche Würze darin sehen, um Sex und Lust aufzupeppen. Es ist wichtig, die Scham vor Fetischen zu reduzieren: Dass etwas ungewöhnlich ist, bedeutet nicht, dass es abnormal sein muss. Blondes Haar ist eher ungewöhnlich, wenn man die Weltbevölkerung als Ganzes betrachtet. Die meisten Menschen behaupten trotzdem, dass blonde Haare völlig normal sind. Sofern Ihr Fetisch Ihnen oder anderen nicht schadet, geht es nur darum, ihn zu genießen und sich darüber zu freuen, wie verschieden Menschen in sexueller Hinsicht sein können.

Vielleicht gibt es ja viele verschiedene Fetische, wie es Menschen auf der Erde gibt. Für einige mag es schwierig sein, eine Person mit dem gleichen Erregungsmuster wie dem eigenen zu finden. Glücklicherweise hat das Internet das Leben für diejenigen, die auf der Suche sind, erleichtert. Viele befinden sich aber auch in einer Beziehung mit einem Partner, der die Vorlieben nicht teilt. Was macht man da?

Drei Hauptstrategien im Umgang mit einem Fetisch

Die erste Strategie ist, den Fetisch zu akzeptieren und ihn ins Sexualleben mit Ihrem Partner einzubauen. Dies ist eine Option, wenn Ihr Partner nicht abgeturnt oder durch den Fetisch abgelenkt wird. Für Personen, die von kaum etwas anderem als dem Fetisch erregt werden, ist dies in der Regel die beste Lösung. Die Konsequenz daraus, den Fetisch nicht zu beachten, kann nämlich eine geringe Libido sein. Allerdings ist es wichtig, die Bedürfnisse beider ernst zu nehmen und dass der Fetisch am Ende keine so übergeordnete Rolle spielt, dass es das Sexleben verkompliziert. Es ist wichtig, dass die Person ohne Fetisch ebenso viel Aufmerksamkeit bekommt.

Eine weitere mögliche Strategie im Umgang mit einem Fetisch ist, ihn einzugrenzen. Das bedeutet nicht unbedingt, dass die Person ihn aufgeben sollte. Stattdessen heißt es, dass man zu einer Lösung kommen kann, wo der Fetisch von Zeit zu Zeit bedient werden kann, entweder während der Masturbation oder mit dem Partner. Dies kann eine notwendige Strategie sein, wenn Sie oder Ihr Partner einen Fetisch haben, der nicht ganz den Geschmack des anderen trifft und Sie die Beziehung trotzdem fortsetzen wollen.

Einige Paare lösen das Problem, indem sie - zusätzlich zu deren gewohnten Sexroutinen - Tage einführen, an denen sie abwechselnd derjenige sind, der in erster Linie sexuell gibt oder empfängt. Auf diese Weise wird der Fetisch ausgelebt, wenn die Person als Empfangende dran ist, die einen Fetisch hat. Andere leben den Fetisch zu besonderen Anlässen aus. Der Schlüssel hier ist die Balance und dass die Bedürfnisse beider berücksichtigt werden.

Aber was, wenn Ihr Partner von Ihrem Fetisch vollkommen abgeturnt wird? Dann kann es eine Lösung darstellen, andere Möglichkeiten zu finden, seinen Fetisch ohne Partner auszuleben. Genügt es beispielsweise, den Fetisch in Form von Pornos und Masturbation zu genießen?

Wenn der Sexualtrieb für denjenigen, der den Fetisch hat, ganz verschwindet, wenn er nicht ausgelebt wird, wäre eine mögliche Strategie eine „offene" Beziehung. Sie ermöglicht es, die Fantasie in einer vereinbarten Zeit auszuleben, bedarf aber auch klarer Regeln und Einschränkungen. In diesem Fall sollte die Vereinbarung schriftlich erfolgen und beide Parteien müssen 100 Prozent in die Lösung einwilligen.

Die dritte Strategie ist keine Option für diejenigen mit einem besonders starken Fetisch, die damit kämpfen, von anderen Dingen erregt zu werden. Sie läuft nämlich darauf hinaus, den Fetisch loszuwerden. Das bedeutet nicht, dass man ihn gar nicht mehr hat (dafür kann man sich nicht entscheiden), aber dass man ihn im Interesse der Beziehung zum Partner nicht auslebt. Dies kann eine Option sein, wenn Sie einen „unpraktischen" Fetisch haben oder keinen Weg finden, ihn in die Beziehung einzubauen. Oft ist es gerade das Geheimhalten, das den Fetisch so stark macht. Wenn man von seinen Fetischen erzählt hat, verlieren sie oft etwas von ihrer Anziehungskraft. Wenn Sie sich auf andere Arten des Erregt-werdens fokussieren oder den Fetisch in Gedanken oder beim Masturbieren ausleben, können Sie hoffentlich trotzdem ein gutes Sexualleben genießen.

Titel, die es fast geschafft haben

Vielen Dank an alle, die Anregungen für Buchtitel geliefert haben. Sie waren teilweise amüsant, wie auch inspirierend. Hier sind einige unserer Favoriten.

- 5 Mal täglich und 6 Mal nachts
- 6 Schlüssel zu mehr Lust
- Alles über Sex
- Fortgeschrittene Sexualität
- Besserer Sex
- Begehren und Behagen
- Schwanzgebrauch
- Das karierte Sexbuch
- Das große norwegische Sexbuch
- Ihre sexuelle Stimme
- Eine intime Entdeckungsreise
- Eine Reise unter die Decke
- EINS ZWEI DREI SEX
- Eine Welt der sexuellen Wünsche
- Gesund im Bett
- Gesund beim Sex
- Piepfeiner Puller
- Die Vorteile vom Sex
- Gesundheitsfördernder Sex
- Fetisch & Freude
- Komm mit mir
- Komme gleich
- Die versteckten Schätze des Körpers!
- Getöse in der Möse
- Länger leben mit Sex
- Die sexuellen Freuden des Lebens
- Wild auf Sex
- Viel mehr als nur Sex
- Wenn Sie flüstern und verstanden werden

- OMG
- Orgasmische Geheimnisse
- Das i-Tüpfelchen
- Zusammen über Sex
- Sexuelle Freuden
- SEX: Eine Runde im Heu ist gut für das Eheleben/die Gesundheit
- Sexen Sie sich gesund
- Sex verlängert das Leben!
- Sex, Körper und Gesundheit
- Lang lebe Sex!
- Sex und Gesundheit verlängern das Leben!
- SEX SEX SEX
- SEX U UP - länger und besser leben
- Sex für dich und Sex für mich
- Sexleben
- Sexmaschine
- Sextrem gut
- Schlafzimmerfreuden... für Sie und Ihren Partner.
- Nimm mich mit
- Zeit zu genießen
- Drei Schritte zum „OH JA"
- Unter freiem Himmel
- Wunderbar: Ein ungewöhnlicher Ratgeber zu erstaunlichem Sex
- Der Unterleibsratgeber: Eine etwas intimere Welt
- Unglaublicher Sex
- Vitamin Sex

© Mentor Verlag, Berlin, Deutschland 2019
www.mentor-verlag.de

ISBN 978-3-9819289-3-8
1. deutschsprachige Ausgabe, 2. Auflage, 2019

Norwegischer Originaltitel: „Sex gode grunner"
ISBN 978-82-93428-11-4
© Frisk Forlag AS, Stavanger, Norwegen 2018

In Deutschland übersetzt und vertreibt der Mentor Verlag die Bücher
des Frisk Forlags. Mehrere Titel sind bereits auf Deutsch erschienen.
Mehr Informationen auf www.mentor-verlag.de. Alle Anfragen zu
Rechten an diesem Buch richten Sie bitte an: service@mentor-verlag.de

Gesetzt mit: Chaparral Pro, Futura PT und Abril Fatface
Illustrator: Laura Leyes (behance.net/lauraleyes)
Portraitfotograf: Jon Marius Nilsson
Textberater: Birgit Kolboe und Nye Tillern
Design und Layout: Ørjan Steffensen und Christine Guais